「医療統計力」を鍛える！

事例で学べる
数式なしのテキスト
ほとんど

近畿大学医学部附属病院臨床研究センター准教授
千葉康敬●著

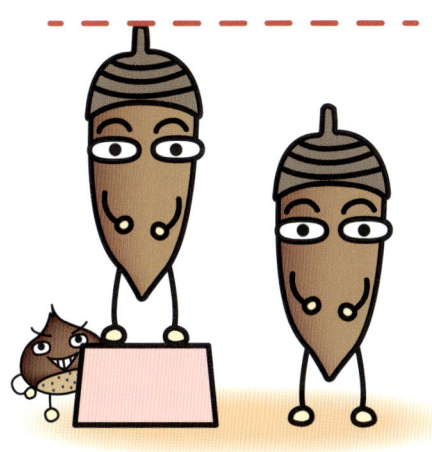
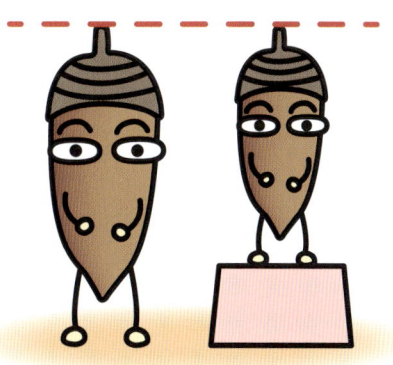

総合医学社

まえがき

　風邪をひきました．なので風邪薬を飲んで寝ました．すると，翌朝には風邪は治りました．さて，ここで質問です．
　この風邪薬は効きましたか？
　「YES」と答える人が少なからずいると思います．では，「YES」と答えた人にさらに質問です．
　もし風邪薬を飲まずに寝たら，翌朝に風邪は治っていませんでしたか？
　この答えは誰にもわからないはずです．なぜなら，「風邪薬を飲まずに寝る」ということをしていないからです．もし，風邪薬を飲まずに寝ても翌朝には風邪が治っていたならば，風邪薬が効いたことにはなりませんね．
　あれ，じゃあ，風邪薬飲まなくていいんじゃ……．でも，もしかしたら，風邪薬を飲まずに寝ていたら治ってなかった可能性も否定はできない．では，いったいどうすれば風邪薬の効果って調べられるのでしょうか？
　その方法を考えるのが医療統計なのです．
　「統計」と言うと，数学の仲間でやたらと数式が出てくるイメージがあるかもしれません．大学などで統計の講義を受けたことのある人の中には，数式がだんだん難しくなってきたなぁ……，そろそろ意識を失いそうだ，というところに，お偉い先生方の名前が付いた複雑な数式が出てきたりして，ますます意識が遠のく．よくわからないままなんとか単位は取ったものの，ふと気づくと「統計って何の役に立つの？」という疑問だけが残った人もいるでしょう．
　確かに，統計ではよく数式を使います．しかし，複雑な数式の内容や実際の計算は，統計の専門家や一部の数学好きな人が理解すればよいのであって，それ以外の人にとってはそれほど重要なことではありません．難しい数式を使わなければならない統計処理は，今やコンピュータがやってくれます．ましてや，文献にある統計結果をみる場面では数式はほとんど必要ありません．統計が教えてくれる有益な情報を正しく見

極める，ということにおいては，実際に複雑な計算をする必要はないのです．

　先ほどの風邪薬の話において，大切なことは「どうすれば風邪薬の効果を調べられるのか」を知ることであり，「これで風邪薬の効果が証明できるのか」が判断できることなのです．これは，数式を使わなくても，医療統計の基本的な考え方さえマスターすれば，ある程度できることです．

　本書は，このことを念頭におき，統計のテクニカルなことよりも考え方を中心にまとめてあります．各章の冒頭には，文献等から引用した，その章のテーマに沿った内容のものを掲載してあります．しかし，注意してほしいのは，そこに書いてあることは必ずしも正しものばかりではない，ということです．そこに書いてあることは本当に正しいのか，正しくないとすれば何が正しくないのか，なぜ正しくないのか，を理解するための医療統計の基本的な考え方を各章で解説していきます．

　本書が，統計を正しく使うこと，統計結果を正しく見ることの一助となれば嬉しく思います．

　なお，この本の内容には，私が大学院で受けた，佐藤俊哉先生の医療統計学Ⅰ，松山裕先生の医療統計学Ⅱの講義にもとづいているところがあります．国語力の高い妻には校正の協力をしてもらいました．また，イラストのアイデアを出してもらいました．近畿大学医学部の学生のみなさんからは，講義等を通していろいろなアイデアをもらいました．企画から出版までお世話になった総合医学社の菊池葉子さん，渡瀬保弘さんをはじめ，これら多くの方々に感謝いたします．

千葉　康敬

もくじ

1章 医学研究における『コントロール』
治療の『効果』を調べるために …… 1

1 はじめに 2
2 コントロールの重要性 4
　●コントロールとは？ 4　●とにかく集めてみる 6
　●コントロールがあっても…… 7
3 ランダム化の重要性 9
　●平均年齢を揃えてみる 9　●様々な要因 10　●観察できない要因 11
　●ランダム化 12
4 治療効果を調べるために 15
5 麦飯は糖尿病に効果的か？ 16

2章 ランダム化研究
ランダム化すればOKなわけではない …… 19

1 はじめに 20
2 単純でないランダム化 22
　●人数が少ないと…… 22　●人数を増やせば…… 25
　●人数が多くないときの対処法 25　●ランダム化しなくても…… 28
3 プラセボ効果と盲検化（マスク化） 30
　●プラセボ効果 30　●盲検化（マスク化） 31
　●さらに盲検化（マスク化） 32
4 内部妥当性と外部妥当性 34
5 食物アレルギーのランダム化臨床研究 36

3章　効果の指標
効果を測るものさしを考えてみよう 39

1 はじめに　40
2 割合と率　42
- 日常会話の中での割合と率　42
- 医療・保健・福祉の分野での割合と率　43　● 割合と率の計算　44
- 割合と率, どっちを使う？　46

3 グループ間の比較　49
- リスク差とリスク比　49　● 効果の指標と関連の指標　51

4 認知症予防に「運動・栄養・昼寝」？　53

4章　統計的仮説検定
どこから違いがあると言えるの？ 57

1 はじめに　58
2 本当のことは誰にもわからない　60
- 4つのタイプの人たち　60　● ランダム化研究　62

3 統計的仮説検定の原理　63
- 背理法　63　● 統計的仮説検定と背理法　64

4 統計的仮説検定の方法　66
- たまたまの可能性を考える　66　● シミュレーション　67　● p値　69
- 有意水準　69　● 補足　72

5 検定すればOKではない　73
- 人数によって変わるp値　73　● 統計的仮説検定をする意義　75

6 「磁石」には痛み緩和の効果なし？　77

5章　信頼区間
その効果の指標, どれだけ信頼できるの？ 79

1 はじめに　80
2 統計的仮説検定の復習　81

3 信頼区間って何？ 83
- 『有意差なし』となる仮説 83
- 反対側も考える 85
- 95％信頼区間 86

4 信頼区間で何がわかる？ 87
- 信頼区間と統計的仮説検定 87
- 信頼区間と推定の精度 88

5 p値と信頼区間のおかしな説明 90

6章 研究に必要なサンプルサイズ
何人集めて研究すればいいの？ ……… 93

1 はじめに 94

2 医学的に意味のある差 vs. 有意差 96
- 差はなくても有意差あり 96
- 差はあっても有意差なし 97
- 問題は「研究に参加する人数」 97

3 第一種の過誤と第二種の過誤 99
- 第一種の過誤 99
- 第二種の過誤 100

4 サンプルサイズ設計の原理 103
- 人数によって変わる第二種の過誤 103
- サンプルサイズ設計の考え方 104
- サンプルサイズ設計の手順 106

5 何人の赤ちゃんが必要？ 109

7章 平均値の比較
平均値を計算すればいいってもんじゃない ……… 111

1 はじめに 112

2 平均値と中央値 114
- 平均値と中央値の計算 114
- 分布の偏り 116

3 ばらつきの指標 118
- 標準偏差 118
- パーセント点 121

4 平均値の比較 123
- 平均値の差に意味がある？ 123
- サンプルサイズ設計 126

5 数学力テストの問題 127

8章 観察研究デザイン
どうやってデータを集めたかが大事 …………………… 131

1 はじめに 132
2 観察研究とは？ 134
　● 介入研究と観察研究　134　　● 観察研究での因果関係の評価　135
3 横断研究と縦断研究 137
　● 簡単で時間のかからない調査　137　　● 病気であることと病気になること　138
　● 横断研究と縦断研究　139
4 前向き研究と後ろ向き研究 141
　● コホート研究　141　　● ケース・コントロール研究　142
　● ヒストリカルコホート研究　143
5 「タバコを吸うと肺がんになる」は大ウソ？ 145

9章 『オッズ比』という指標
リスク差やリスク比じゃダメなの？ …………………… 147

1 はじめに 148
2 コホート研究 vs. ケース・コントロール研究 150
　● コホート研究の短所　150　　● ケース・コントロール研究の短所　151
3 コホート研究におけるオッズ比 153
　● オッズ比の計算　153　　● オッズ比の解釈　155
4 ケース・コントロール研究におけるオッズ比 157
　● オッズ比の計算　157　　● オッズ比の意義　159
5 ブラジャーを着用すると乳がんに罹りやすい？ 162

10章 交絡の問題
だから観察研究では因果関係が調べられない …………………… 165

1 はじめに 166
2 交絡とは？ 168

3 交絡要因であるための条件　170
- ある要因が交絡要因であるための条件　170
- 中間変数　171
- 交絡要因のまとめ　173

4 交絡要因の特定　175
- 効果がある？　ない？　175
- 交絡要因を特定するための統計的仮説検定　176
- 交絡要因を特定するために……　179

5 妊娠中は喫煙した方がいい？　180

11章 相関関係と回帰分析
相関関係があれば因果関係があるわけではない　183

1 はじめに　184

2 相関関係　186
- 日常生活の中での相関関係　186
- 統計学の中での相関関係　186
- 相関関係と因果関係　188

3 相関係数　189
- 相関係数の値　189
- 相関係数を計算すればOKではない　192
- 相関係数の統計的仮説検定　193

4 回帰分析　195
- 2つの変数間の関係　195
- 回帰分析すればOKではない　196

5 ワープロ使う人ほどゲームしない？　198

12章 回帰分析による交絡の調整
これで観察研究でも因果関係が調べられる!?　201

1 はじめに　202

2 リスクのための回帰モデル　204
- リスク差の回帰モデル　204
- リスク比の回帰モデル　206
- オッズ比の回帰モデル　207
- ケース・コントロール研究でのロジスティック回帰モデル　208

3 交絡の調整　210
- 交絡を調整するための回帰モデル　210
- 一般化　212

4 回帰分析すれば OK ではない　214
- 効果の指標の修飾　214
- 観察研究の限界　215

5 ダミー変数　217
- 喫煙「本数」を考える　217
- ダミー変数の使用　218

6 目覚めの一服，31 分は我慢⁉　220

13章　スクリーニング検査の評価
病気の診断について考えてみよう … 223

1 はじめに　224

2 スクリーニング検査の評価指標　226
- 正診率（一致度）　226
- 感度と特異度　228
- 偽陰性と偽陽性　229

3 私たちが知りたいこと　232
- 陽性的中度　232
- 陽性的中度の推定　233
- 陰性的中度　235

4 ROC 曲線
- ROC 曲線によるスクリーニング検査の評価　236
- カットオフ値の推定　239

5 精神疾患は血液で判定できるか？　240

14章　生存時間データの解析
『率』で評価するのは難しい … 243

1 はじめに　244

2 生存時間解析とは？　246
- 『生存』に限らず……　246
- 打ち切り　246

3 生存時間データの評価　248
- これまでに登場した評価指標　248
- 生存曲線　250

4 生存曲線の特徴　255
- ランダムな打ち切りとランダムでない打ち切り　255
- 推定精度　257
- 生存期間中央値　258

5 冬虫夏草は肝細胞がんに効果的か？　260

15章 『ハザード比』という指標
でもやっぱり『率』で評価したい……263

1 はじめに 264
2 生存曲線の比較 266
　● 生存期間中央値の比較 267　● log-rank 検定 268
3 生存時間解析におけるハザード比 271
　● 『比例ハザード性』という条件 271　● 比例ハザードモデル 272
4 比例ハザードモデルによる交絡の調整 275
　● ユーイング肉腫の例での解析の問題 275
　● 交絡を調整するための比例ハザードモデル 275
　● ユーイング肉腫の例への適用 277
5 コーヒーは天使か悪魔か 279

16章 治療不遵守の問題
治療『方針』の効果を調べる……283

1 はじめに 284
2 治療不遵守とは？ 286
3 解析対象集団 287
　● Per Protocol Set 287　● Intention-to-Treat 289
　● 治療『方針』の効果 291　● ITT vs. PPS 292
4 臨床試験の『質』 295
　● ランダム化研究であっても…… 295　● プロトコールの重要性 296
　● 研究の質を評価する 297
5 薬を飲まなくても…… 299

あとがき ……303
索　引 ……304

1章

医学研究における『コントロール』

治療の『効果』を調べるために

第1章 医学研究における『コントロール』

1 はじめに

まずは次の新聞記事を読んでみてください．

> **刑務所の食事で健康増進　麦飯，糖尿病に効果　医師が分析**
> **刑務所の食事の代名詞でもある「麦飯」が糖尿病に効果的――**
>
> 　△△刑務所で受刑者の健康管理にかかわった○○医師が服役中の糖尿病患者のデータを分析し，刑務所の食事が糖尿病の改善に向いていることを確認した．麦飯などに食物繊維がたっぷり含まれているためとみられる．
>
> （中略）
>
> 　△△刑務所医務課に勤務していた○○医師は，1998年から2004年にかけて服役した男性の糖尿病患者109人について，過去のカルテを基に病状の経過を分析した．平均年齢は51歳で，全員が生活習慣などでインスリンの効きが悪くなる2型の糖尿病だった．
>
> 　分析の結果，109人のうち92人（84.4％）に糖代謝の改善効果がみられた．
>
> 　入所時と出所直前の比較では，平均体重は65キロ，62キロと大きな差がなかったが，空腹時血糖の平均値は184ミリグラムから113ミリグラムへ，糖尿病の指標となるグリコヘモグロビンの平均値も8.4％から5.9％へと劇的に低下したという．
>
> 　インスリン治療をしていた18人のうちの5人，血糖降下剤を飲んでいた34人のうちの17人が，それぞれ投薬をやめるまでに改善した．
>
> （後略）
>
> 有名地方紙（2009年12月某日）より抜粋（一部改変）

この新聞記事の内容から，本当に麦飯が糖尿病に効果があると言えるでしょうか？

　この本のまえがきを読んだ人なら，ここでいう「効果」に懐疑的になっているかもしれませんね．このような記事は世の中に氾濫しています．様々なメディアで「○○はダイエットに効果的！」などといった言葉は本当によく見かけられます．中には「ほんとに？」と言いたくなるようなものもあるかもしれません．

　この章では，効果があるのかどうかを調べるために必要なことについてお話しします．

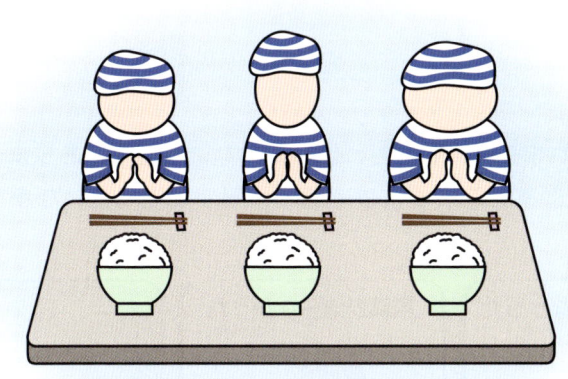

第 1 章 医学研究における『コントロール』

2 コントロールの重要性

コントロールとは？

さて，ここでは話をよりシンプルにするために，

> A さんが風邪薬を飲んで寝たら，翌朝に風邪が治るか？ 治らないか？

を考えます．もし風邪が治ったのなら，

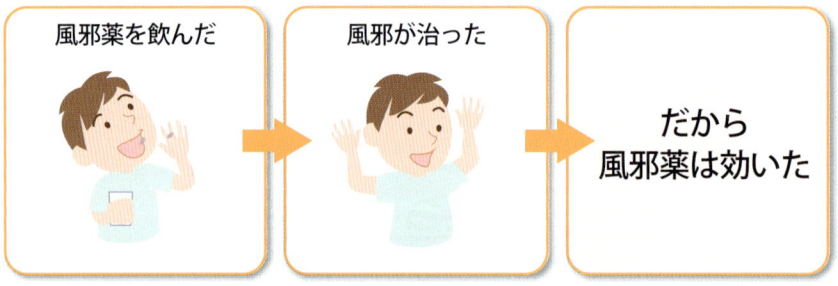

と思うかもしれません．しかし，話はそんなに単純ではありません．もし A さんが風邪薬を飲まずに寝て翌朝に風邪が治っていなかったとしたら，

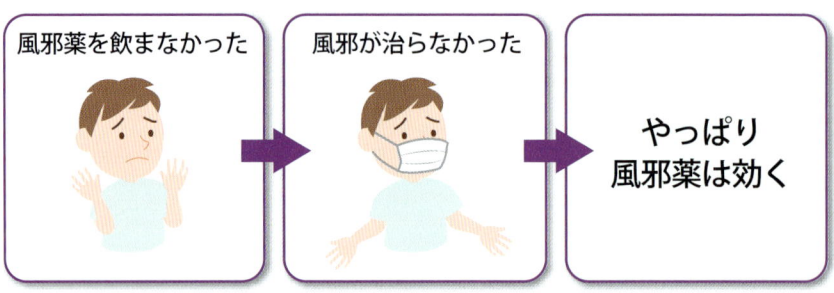

ということになるかもしれませんが，もし風邪薬を飲まなくても治ったとしたら，

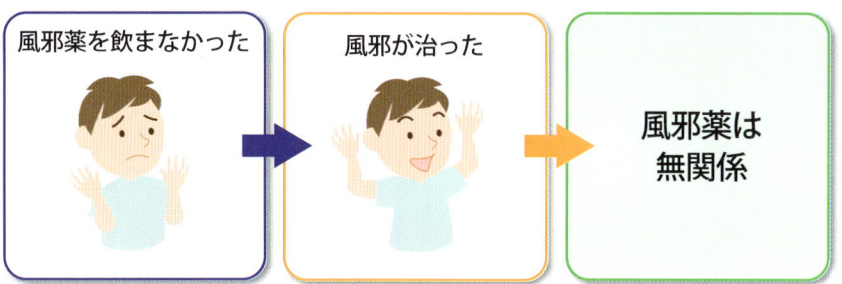

ということになります.

　このことからわかるように，風邪薬が効くかどうかを調べるためには，

> 「実際に風邪薬を飲んだAさん」が治ったかどうか，
>
> ということに加えて，同時に
>
> 「風邪薬を飲まなかったAさん」が治ったかどうか，
>
> ということまで知らなければならないことになります.

　しかし，当たり前のこととして，実際に薬を飲んだ人がもし薬を飲まなかったらどうなっているか，なんてことはわかるはずがありませんね. Aさんは一人しかいないんですから.

　では，どうすれば薬の効果を調べられるでしょうか？

　実際に薬を飲んだ人がもし薬を飲まなかったらどうなっていたか，ということは現実にはわからない．けれども，「薬を飲んだ」という状況だけではなく，「薬を飲まなかった」という状況も考えないと薬の効果を調べられないことは確かです.

　「薬を飲んだ」という状況に対して，「薬を飲まなかった」という状況のことを**コントロール**と言います．「実際に薬を飲んだAさん」がもし薬を飲まなかったら，という場合の結果は現実にはわからないけれども，もしもこれがわかれば薬の効果がわかることになるので，いわば「理想のコントロール」ということになります.

　しかし悲しいかな，「理想のコントロール」はしょせん理想に過ぎず，

実現は不可能なのです．

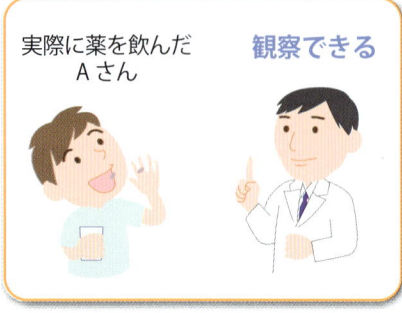
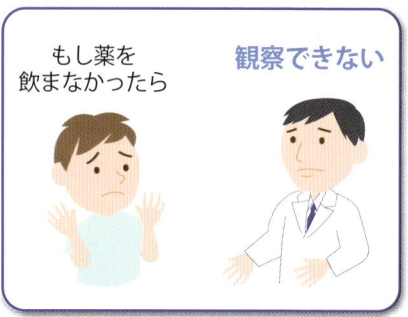

　そこで現実問題として，どうにかして「理想のコントロール」に限りなく近いコントロールをなんとかして実現できないか……と統計家たちは涙ぐましい努力をするわけです．

> **Point**
> 現実に薬を飲まなかった，いわゆる「現実のコントロール」を，理想のコントロールに近づければ近づけるほど，純粋な薬の効果を評価することにつながる

のです．
　では，現実のコントロールをどうやって理想のコントロールに近づけていくのでしょう？

とにかく集めてみる

　先ほど述べたとおり，Aさんは一人しかいないのだから，実現可能なこととしては，Aさん以外の薬を飲まなかった誰かと比べるしかありません．Aさんがひいたのは一般的な風邪であり，同じ症状の風邪をひいた人は何人もいたと考えてみましょう．その中には，薬を飲んだ人もい

れば飲まなかった人もいるでしょう．Ａさん一人では薬の効果がわからないのならば，多くの人を集めてきて，その中で薬を飲んだ人のうち何％の人が治ったか，薬を飲まなかった人のうち何％の人が治ったか，を計算して比較する，ということを考えます．

「薬を飲まなかった人たち」のグループを「コントロールグループ」と呼びます．実際に薬を飲まなかった「現実のコントロール」になるわけです．

ではここで，Ａさんと同じ症状の風邪をひいた人を 100 人集められたとします．その中で，薬を飲んだ人が 40 人，飲まなかった人が 60 人いたとします．このうち，一晩寝て翌朝に風邪が治った人は，薬を飲んだ人たちのグループで 32 人，薬を飲まなかった人たちのグループ（コントロールグループ）で 12 人だったとします．すると，

風邪薬	風邪 治った	風邪 治らなかった	合　計
飲んだ	32	8	40
飲まなかった	12	48	60

薬を飲んで治ったのは　　　32/40 ＝ 80％
薬を飲まずに治ったのは　　12/60 ＝ 20％

となりますね．飲んだ 8 割の人が治って，飲まなかった 8 割の人が治らなかった．薬はどうやら効いたようにみえますが……．

コントロールがあっても……

ところが，今までの話だけでは，「薬が効いた」とはまだまだ言えないのです．えっ，あんなに結果に差が出ていたのに？　と思われるかもしれませんが，どういうことなのかよくみてみましょう．

先ほど集めた100人の人たち．風邪をひいた人を適当に集めてきたんだけど，どんな人たちがグループにいるのかよくみてみたら，なんと，薬を飲んだ人たちのグループは全員20歳代，コントロールグループ（薬を飲まなかった人たち）は全員80歳代でした．

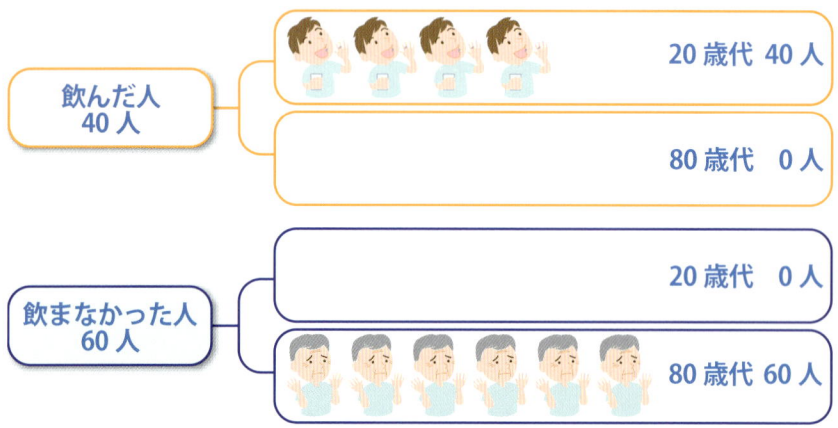

　と，これは極端な例ですが，もし2つのグループ間に，薬を飲んだか否か以外の明らかな差異（この場合は年齢ですね）があるとしたら？　どうでしょう，先ほどの「8割が治った」「2割しか治らなかった」という比較も，単純に「薬を飲んだら治る確率4倍だ！」とは素直に言えなくなってきますね．「薬が効いたから風邪が治った」のではなくて，「若くて体力があるから（薬を飲んだか飲まなかったかとは無関係に）風邪が治った」のかもしれません．

　じゃあどうすればいいのか？　2つのグループ間の差異が問題となるなら，答えは単純．差異をなくせばいいのです．

第1章　医学研究における『コントロール』

3　ランダム化の重要性

平均年齢を揃えてみる

　とは言ってもいったいどうすればよいのか……．途方に暮れる前に，少し発想を転換してみましょう．

　実際に「薬を飲んだ人」「薬を飲まなかった人」の年齢は後から変えられません．後から変えられないのであれば，事前に操作してみてはどうでしょうか？

　要するに，

> **Point**
>
> 「薬を飲んだ人」「飲まなかった人」ではなく，あらかじめ「薬を飲む人」「飲まない人」を人為的に決めてしまう

のです．

　先ほどの100人のグループで，薬を「飲む」「飲まない」をあらかじめ決めるとして，2つのグループの平均年齢を近づけるようにするには，どうすればよいでしょうか？　100人のうち，40人が20歳代，60人が80歳代だったと仮定するなら，単純にそれぞれの年齢層の半数の人たちを「薬を飲む」，残り半数の人たちを「薬を飲まない」グループに分けてしまえば，年齢層だけに限っていえば，解決するのです．こうすれば，条件は同じことになります．

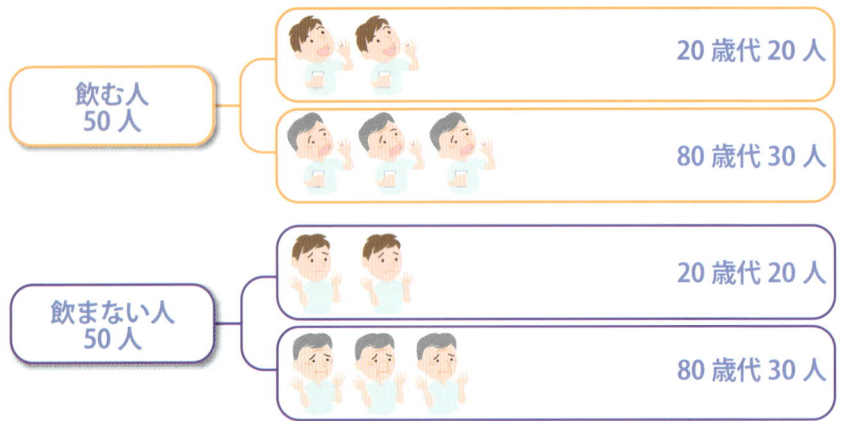

　この，人為的に薬を飲むか飲まないか操作することを**割り付け**と言います．

　もちろん，先ほどの仮定は極端な例ですので実際はここまで単純にはいきませんが，グループ間の年齢の差異を小さくすることができるのです．

　こうすれば，薬が効くかどうか調べるときに年齢の影響は受けなくなりますね．若くて体力があるから風邪が治っただけで薬の効果は関係なかったのかもしれない，ということはあり得ません．このようにして，年齢の問題はクリアできました．

様々な要因

　でも，風邪が治りやすいか否かに影響するものは年齢だけ？　そんなことはありませんね．普段から運動の習慣のある人は体力があって風邪が治りやすいかもしれないし，もしかしたらこの風邪薬が効きやすい体質の人がいるかもしれません．したがって，

> **Point**
> 薬の効果を調べるには，薬を飲むか飲まないか以外の風邪が治るか否かに影響するすべての要因を，薬を飲むグループと飲まないグループとで揃えなければなりません．

　先ほどは年齢に限った仮定でしたので簡単でしたが，生活習慣・体質などすべての要因を考慮に入れるとすると，2つのグループを等しくするような計算は，具体的にどうするかはさておき，とても複雑になりそうですね．頭の良い人ならできるのかもしれませんが，現実的には困難です．

　それにもし計算できるとしても，それは私たちが観察できる要因だけなのです．

　観察できない要因の存在について，すこしみてみましょう．

観察できない要因

　年齢や性別の要因を観察することは難しくありません．生活習慣の要因も細部にわたればなかなか容易にはいきませんが，把握することは不可能ではないかもしれません．

　しかし，「観察できない要因」というものも存在します．例えば「風邪薬が効きやすい体質」という要因について考慮するとした場合，「風邪薬が効きやすい体質」が特定の遺伝子を有していることだと仮定して，必要となる前提は

・その遺伝子が何なのかがわかっている
・その遺伝子を持っているかどうかがきちんと測定できる

です．その遺伝子が何なのかがわからなければそもそも話になりませんし，遺伝子自体の特定ができたとしても，その遺伝子を持っているかど

うかが正しく測定できないならば，意味がありませんね．もしこの条件が揃わなければ，「風邪薬が効きやすい体質」という要因は「観察できない要因」となってしまうわけです．

しかしこれらの潜在的な要素を考慮せずして，薬の効果を調べることはできないのです．

> **Point**
> 薬の効果を調べるには，観察できる要因だけでなく，観察できない要因もすべて，薬を飲むグループと飲まないグループで揃えなければならない

のです．

ランダム化

だったらどうすればいいの？　計算は複雑，おまけに観察できない要因についても考慮しなきゃいけないなんて……．ちょっと話も小難しくなってきたし，そろそろイヤになってきたぞ．と投げ出す前に朗報です．

実は，観察できようができまいが，すべての要因を2つのグループで（平均的に）揃える方法があるのです．**ランダム化（無作為化）** と呼ばれる方法です．

ランダム化は，言葉の通り，薬を飲むか飲まないかをランダムに（無作為に）割り付ける方法です．例えば，コイントスをして，表が出たら薬を飲むグループに入ってもらう，裏が出たら薬を飲まないグループに入ってもらう，ということをします．

飲まないグループ　　　　　　　　飲むグループ

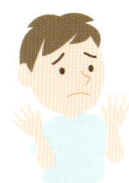
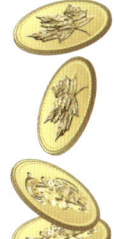
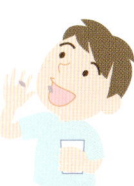

　えっ，ここまでさんざん説明してきたのに，コイントス？　そんな単純に決めていいの？　計算とかしなくていいの？　と思われるかもしれませんが，いいんです．

　薬を飲むか飲まないかがランダムに決まるということは，薬を飲むか飲まないかが年齢にも運動の習慣にも体質にも依存しないということです．

　例えば，これまでの100人の例で考えてみると，20歳代の人であろうと80歳代の人であろうと，コインの表が出る確率は1/2＝50％です．20歳代の人ほどコインの表が出やすい，なんてことはありませんよね．だから，20歳代の人は50％の確率で薬を飲むグループに割り付けられることになるし，80歳代の人も50％の確率で薬を飲むグループに割り付けられることになります．これは，運動の習慣がある人でもない人でも同じだし，風邪薬が効きやすい体質の人，効きにくい体質の人でも同じです．つまり，

> **Point**
> ランダム化をすることによって，どちらかのグループに年齢の高い人や運動の習慣のある人，風邪薬が効きやすい体質の人が偏る可能性が低くなります．

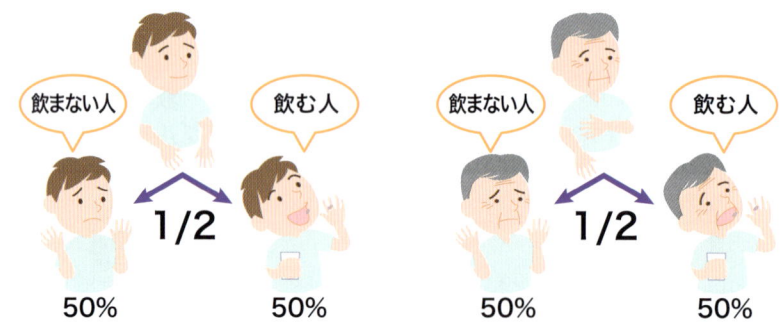

　ランダム化により，薬を飲むか飲まないか以外のすべての要因が，薬を飲むグループと飲まないグループとで（平均的に）揃っていくことになるのです．と，いうことは，実際に薬を飲まなかった人たちの「現実のコントロールグループ」が，実際に薬を飲んだ人たちがもし薬を飲まなかったら，という「理想のコントロールグループ」に近づいていくことになるのです．

　だけど，コイントスで決めたとして，たまたま年齢がグループで偏っちゃったらどうするの？　万が一，全員がコインの裏を出して，みんな薬を飲まなかったらそもそも比較もできないよ……という疑問もあるかもしれませんが，大丈夫なのです．

　確かに，理屈の上ではこのようなことが起こり得ます．でも，全員がコインの裏を出してしまう確率はとても小さいのです．仮に10人の人をランダム割り付けするとしたら，全員が薬を飲まないグループに割り付けられる確率は，

$$\left(\frac{1}{2}\right)^{10} \approx 0.1\%$$

です．「10人の人をランダム割り付けする」という作業を1,000回やって1回起こるかどうか，です．この確率は，人数が増えれば増えるほどさらに小さくなっていきます．同じように，年齢などの**薬を飲むか飲まないか以外の要因も，人数が増えれば増えるほど，どちらかのグループに偏る可能性は小さくなっていく**のです．

第1章 医学研究における『コントロール』

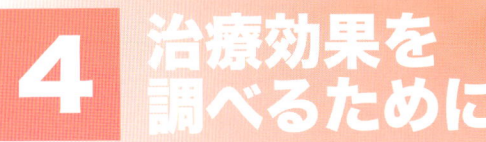

4 治療効果を調べるために

　薬の効果のように，薬を飲むか飲まないかという「原因」と風邪が治るかどうかという「結果」の間の関係のことを**因果関係**と言います．
　ここまでのことから，治療効果（因果関係）を調べるためには，

① コントロールグループがある
② 調べたい要因（原因）以外のすべての条件がグループ間で等しい

が必要であることがわかりました．2番目の条件は，ランダム割り付けをすることにより成し遂げられます．逆に言うと，ランダム割り付けをしない限り，この条件はなかなか成立しません．したがって，因果関係を調べるための条件として，

③ 調べたい要因（原因）が人為的に操作可能である

を加えることもできます．人為的に操作可能ということは，コイントスをして，表が出たから薬を飲んでください，裏が出たから薬を飲まないでください，という操作ができるということなので，つまりはランダム割り付けできる，ということです．

因果関係が調べられる条件
① コントロールグループがある ② 調べたい要因（原因）以外のすべての条件がグループ間で等しい ③ 調べたい要因（原因）が人為的に操作可能である

15

第1章 医学研究における『コントロール』

5 麦飯は糖尿病に効果的か？

　さて，この章で述べてきたことをふまえた上で，もう一度「1 はじめに」に挙げた新聞記事の内容をみてみましょう．

　この新聞記事についての問題は，本当に麦飯が糖尿病に効果があると言えるか，ということでしたが……．

　「4 治療効果を調べるために」の因果関係が調べられる条件に照らし合わせてみましょう．

　まず，①「コントロールグループがある」について……でいきなりつまずいてしまいますね．刑務所の中では全員が麦飯食なので，麦飯食をしなかったコントロールグループがありません．

　さらに言うと，刑務所に入ると規則正しい生活をしなければならないし，酒やタバコはできません．これでは，はたして麦飯が効果的だったのか，規則正しい生活といった他の要因が効果的だったのかもよくわかりません．要するに，この記事を読んだだけで「麦飯食べれば糖尿病がよくなる！」という結論は残念ながら導き出せないのです．

　実は，ちょっとずるかったのですが……．この新聞記事の（後略）部分に『○○医師は喫煙や飲酒の禁止，規則正しい生活とともに「刑務所の主食の麦飯に多く含まれる食物繊維が糖の吸収を緩和し，症状改善につながっている可能性がある」と指摘する』と書かれています．麦飯だけですなわち糖尿病に効果がある，という因果関係は証明できていないわけですが，規則正しい生活習慣と全体的にバランスのとれた食事の組み合わせは，確かに可能性はあるように思いますね．糖尿病に限らず，いろいろと健康によさそうです．

第1章　で学んだこと

☑ 治療効果
- 各個人については調べられない
- コントロールなしには調べられない

☑ ランダム化（ランダム割り付け）
- 例：「薬を飲むか飲まないか」をランダムに決める
- ランダム割り付けする人数が増えれば増えるほど，比較するグループ間でいろいろな要因が（平均的に）揃っていく

☑ 因果関係が調べられる条件
- コントロールグループがある
  例：薬を飲まない人たちのグループ
- 調べたい要因（原因）以外の条件がグループ間で等しい
  他のすべての要因が比較する2つのグループ（例えば，薬を飲むグループと飲まないグループ）で揃っている
- 調べたい要因（原因）が人為的に操作可能である
  ランダム割り付けできる

2章

ランダム化研究
ランダム化すれば OK なわけではない

第 2 章　ランダム化研究

1　はじめに

まずは次の新聞記事を読んでみてください．

> **食物アレルギー　食べて治す**
>
> 　アレルギーの原因となる食べ物をあえて食べながら，子どもの食物アレルギーを克服しようとする試みが本格化している．
>
> （中略）
>
> 　これまで食物アレルギーに対しては「原因食物を除き，食べさせないのが常識だった」（○○部長）．だが臨床医の間では，少しずつ食べ続けていると，いつのまにか症状が起こらなくなるなどの現象は知られていた．数年前からは国内外で食べて治す治療が有効であるという実績が報告され始めた．
>
> 　ただ，経口免疫療法[1]はまだ研究段階の治療．なぜ食べると治るのかというメカニズムはわかっていない．実施している医療機関ごとに治療法もばらばらだ．
>
> （中略）
>
> 　厚生労働省の研究班は 2010 年度に治療法の確立や有効性の判定などを目指した臨床研究をスタートさせた．13 ヵ所の医療機関などが参加し，約 3 年間で卵，牛乳，ピーナツに対してアレルギー反応を起こす 5 〜 15 歳の約 100 人を対象に，同じ手法で治療を実施する．経口免疫療法をした場合と，原因物質を除いた食事を続けた場合とを比較して効果の違いや，効果がどれほど続くかなどをみる．
>
> （後略）
>
> 有名全国紙（2011 年 1 月某日）より抜粋（一部改変）

最後の段落に書かれている臨床研究について注目してみましょう．まず，**臨床研究**というのは，病気の予防や診断，治療方法の改善や，病気の原因を明らかにする等のために，**ヒトを対象として行われる研究**のことをいいます．この記事に書かれている臨床研究は，きっと，経口免疫療法をするグループと原因物質を除いた食事を続けるグループを比較する**ランダム化研究**です．1章では，ランダム化しないとなかなか因果関係を調べられない，ということを述べました．しかし，ランダム化さえすればそれですべてが解決するのでしょうか？

　この章では，ランダム化研究についての諸々をお話しします．

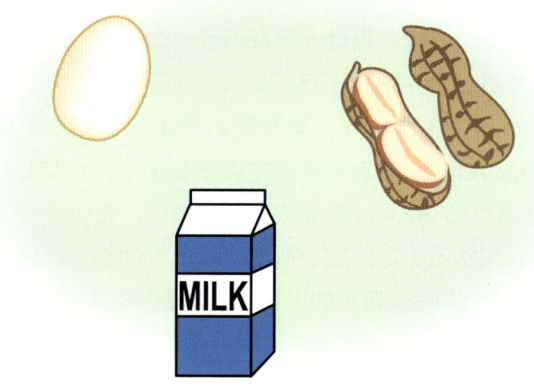

---

1) 症状が出ない程度の量の原因食物を食べ，その量を段階的に増減していきながら，最終的に耐性を獲得させて食べられるようにする治療法

第 2 章　ランダム化研究

2 単純でないランダム化

人数が少ないと……

　1 章で述べたように，ランダム化により，薬を飲むか飲まないか，などの割り付けられるグループ以外のすべての要因は，人数が増えれば増えるほど 2 つのグループ間で（平均的に）揃っていきます．と，いうことは，逆に言うと，人数が少なければ少ないほど，2 つのグループ間で何かしらの要因が偏るってことじゃないの？ だったらランダム化してもダメじゃないの？

　当然の疑問ですね．では実際はどうなのか，コンピュータを使ったシミュレーションで試してみましょう．

　風邪をひいている人 100 人を，薬を飲むグループと飲まないグループにランダム割り付けすることを考えてみましょう．ただし，この 100 人のうち 20％にあたる 20 人は風邪の症状が重い，という要因があるとします．ランダム化するので，薬を飲むグループに割り付けられた人のうち症状の重い人は 20％，薬を飲まないグループにも 20％いることが期待されますが……．

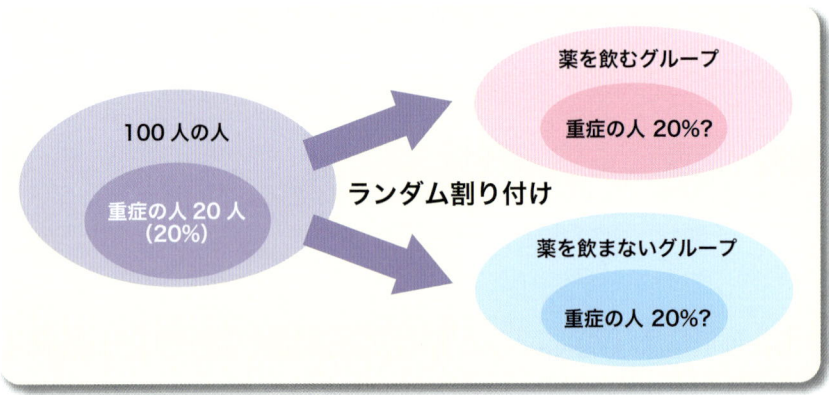

22　第 2 章　ランダム化研究

では，症状の重い人が薬を飲むグループに本当に20%いるかどうかをコンピュータシミュレーションで確かめてみます．手順は以下の通りです．

> ①100人の人それぞれがコイントスをする要領で，確率1/2で薬を飲むグループに割り付けられるように乱数を発生させる．
> ②薬を飲むグループに割り付けられた人のうち症状の重い人が何%いるかを計算する．
> ③この①と②の作業を1,000回繰り返す．

要するに，まったく同じ100人でランダム化研究を1,000回やったとしたらどうなるか，をシミュレーションするわけです．次の図はその結果を表しています．

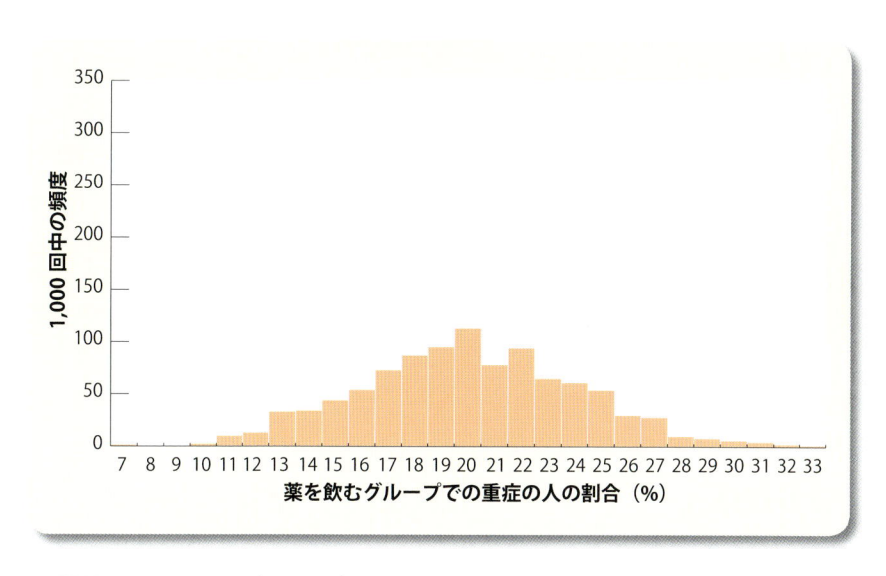

横軸は薬を飲むグループに割り付けられた人のうち症状の重い人が何%いたか，を示し，縦軸は1,000回中のその頻度を示しています．例えば，横軸の「20」のところは，薬を飲むグループに割り付けられた人のうち症状の重い人の割合が19.5%以上20.5%未満だった回数が1,000回中113回あった，ということです．

では，人数が増えればどうなるのでしょう．今度は人数を10倍して，1,000人の人を同じようにランダム割り付けするシミュレーションを行いました．症状の重い人が同じように20%の200人いたとします．そうすると，結果は次の図のようになりました．

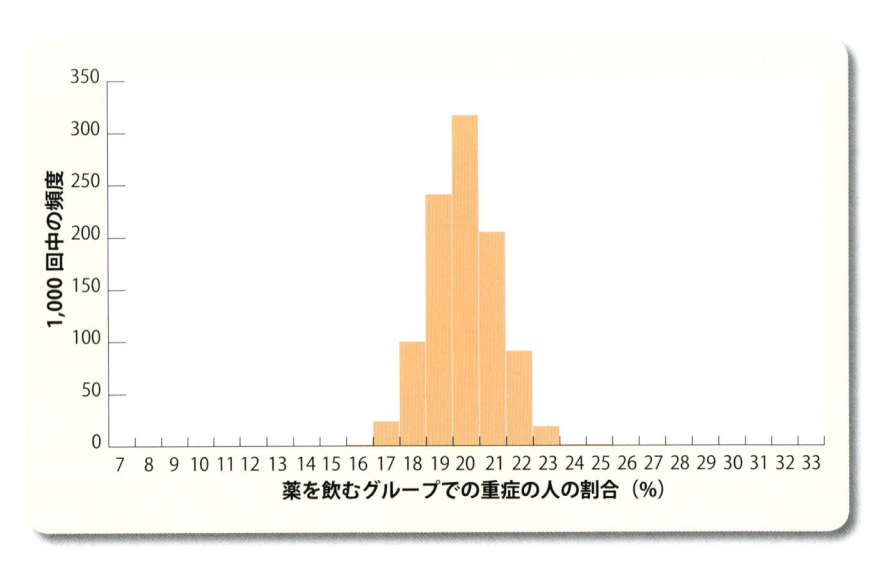

[図：横軸「薬を飲むグループでの重症の人の割合（%）」，縦軸「1,000回中の頻度」のヒストグラム]

　するとどうでしょう．先ほどよりも症状の重い人の割合が20%のあたりに集中しているのが明らかですね．この2つの図を見比べればわかるように，症状の重い人の割合は，100人を割り付けた場合の方が，20%から大きく離れる可能性が高くなっています．このように，ランダム割り付けされる人数が少ないと，2つのグループ間で症状の重い人の割合にたまたま偏りが生じてしまうことがあるのです．

> **Point**
> ランダム割り付けする人数が少ないと，比較する2つのグループ間で何らかの要因がたまたま偏ってしまうことがあります．

人数を増やせば……

　これは困った問題です．重症かどうか，という要因は風邪が治るかどうかに強く影響するので，こんなことが起こってしまうと，たとえたまたまであってもとても困るのです．もしも症状の重い人ばかりが薬を飲むグループに集中してしまったら，薬の効果が過小評価されてしまいます．逆に，症状の重い人が薬を飲まないグループに集中してしまったら，結果，薬を飲むグループには症状の軽い人が多くなり，薬の効果が過大評価されてしまいます．**結果に強く影響するとわかっている要因が偏ることだけは絶対に避けなければなりません**．

　解決策は単純なことです．人数を増やせばいいのです．100人のときよりも1,000人のときの方が偏る可能性が低いことがわかったなら，もっと多くの人を集めれば，もっと偏る可能性が低くなることは明らかです．ところが，実際の臨床研究では，そんなに多くの人を集めるのは現実的に簡単なことではありません．金・人手・時間がかかります．それに，4章や6章で詳しく述べますが，人数を増やすことにより，偏りの問題だけはクリアできても，偏り以外のところについて問題が起こり得るのです．

　では，どうすればよいのでしょうか？

人数が多くないときの対処法

　先ほど「結果に強く影響するとわかっている要因が偏ることだけは絶対に避けなければなりません」と言いました．なので，

> **Point**
> 結果に強く影響するとわかっている要因が絶対に偏らないように割り付けることを考えます．

症状が重いか軽いか，という要因が問題なのであれば，まずあらかじめ全体を症状の重い人たちと症状の軽い人たちに分けて，それぞれで薬を飲むグループと飲まないグループに割り付けることを考えます．症状の重い人は症状の重い人だけで，薬を飲むグループと飲まないグループに均等に割りつけられるようにして，同じように，症状の軽い人は症状の軽い人だけで，薬を飲むグループと飲まないグループに均等に割りつけられるようにしようというわけです．「症状の重い人たち」「症状の軽い人たち」のように，ある特徴を持つ集団のことを**サブグループ**あるいは**層**と呼ぶことがあります．

　ただ単純にサブグループごとに薬を飲むグループと飲まないグループにランダム割り付けするのであれば，ふつうにランダム割り付けするのと同じことになるので，わざわざ症状の重い人と症状の軽い人のサブグループに分ける必要はありません．

　そこで，サブグループごとに，研究に参加してくれる人に順番を付けて，次の図のように奇数番目の人と偶数番目の人に割り付けるブロックを2つ作っておきます．

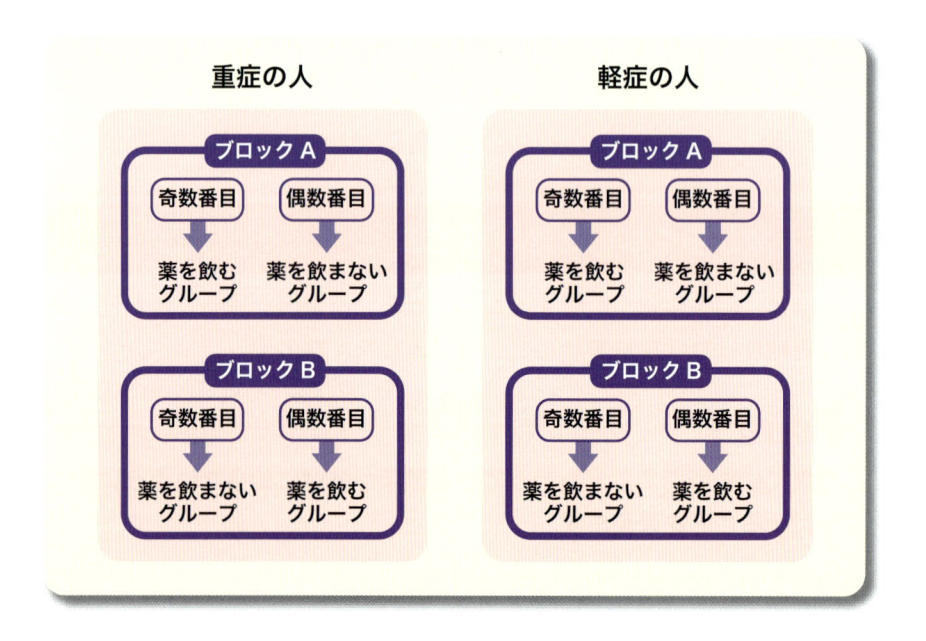

重症の人	軽症の人
ブロックA 奇数番目 → 薬を飲むグループ 偶数番目 → 薬を飲まないグループ	**ブロックA** 奇数番目 → 薬を飲むグループ 偶数番目 → 薬を飲まないグループ
ブロックB 奇数番目 → 薬を飲まないグループ 偶数番目 → 薬を飲むグループ	**ブロックB** 奇数番目 → 薬を飲まないグループ 偶数番目 → 薬を飲むグループ

この2つのブロックを，症状の重い人，症状の軽い人，つまりサブグループごとにランダムに割り付けます．個人ごとにランダム割り付けするのではなくて，2人の人を1セットにして，セットごとにブロックをランダム割り付けするわけです．症状の重い1番目の人と2番目の人をセットにしてコイントスをして，表が出たら1番目の人には薬を飲むグループに，2番目の人には薬を飲まないグループに入ってもらい，裏が出たら1番目の人には薬を飲まないグループに，2番目の人には薬を飲むグループに入ってもらう，といった要領です．このような割り付けの方法を**層別ランダム化**と言います．

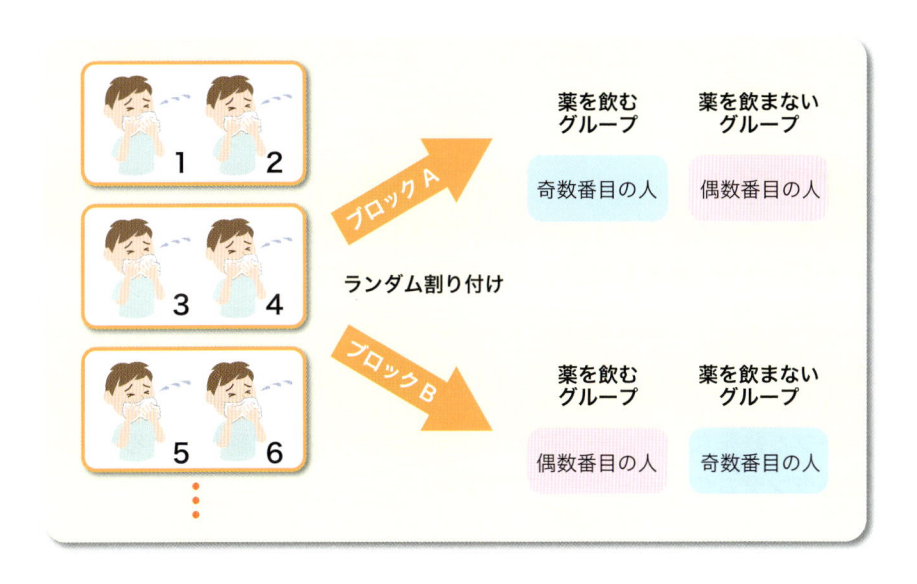

　こうすると，セットにした2人のうち，1人は薬を飲むグループ，もう1人は薬を飲まないグループに割り付けられることになります．結果，症状の重い人のうち，薬を飲むグループに割り付けられる人数と薬を飲まないグループに割り付けられる人数が等しくなるわけです．ずれたとしても，症状の重い人全員の人数が奇数のときの1人だけです．症状の軽い人も同様です．

ただし，この方法には，層（サブグループ）の数が多くなるとうまく機能しないという弱点があります．ここでは，症状が重いか軽いか，だけに注目しましたが，これに年齢や性別といった様々な要因も考慮に入れると層（サブグループ）の数が爆発的に増えていきます．症状が重くて，30歳代で，男性で，……といくつもの要因を考慮に入れようとすると，極端な話，各層（サブグループ）の人数が1人とか0人になってしまいます．結局，各個人を，薬を飲むグループと薬を飲まないグループに1/2の確率でランダムに割り付けるのと変わらなくなってしまい，層別する意味がなくなってしまうのです．

　ここでは2人をセットにする層別ランダム化を紹介しましたが，4人を1セットにすることもできるし，人数が多くないときの対処法は他にもあります．しかし，

> **Point**
> **人数が多くないときの対処法は，共通して，層の数が多くなると何かしらうまく機能しないという弱点があります．**

　人数が多くないときの対処法に対して，各個人を，単純に薬を飲むグループと飲まないグループに1/2の確率でランダムに割り付ける方法を**単純ランダム化**と呼ぶことがあります．

ランダム化しなくても……

　ふと，層別ランダム化のように面倒なことなんかしなくてもいいんじゃないの？　と思った人もいるのではないでしょうか？
　症状が重いか軽いか，という要因が問題なのであれば，例えば，症状の重い人の中で1番目の人は薬を飲むグループ，2番目の人は薬を飲まないグループ，……のように，単純に奇数番目の人は薬を飲むグループ，偶数番目の人は薬を飲まないグループ，と割り付ければそれで済みそう

なものです．

　単純ランダム化の場合も同じです．奇数番目の人は薬を飲むグループ，偶数番目の人は薬を飲まないグループ，と割り付ければよさそうなものです．

　しかし，このような割り付け方法には問題があるのです．

　研究者は，少なくとも心の中では薬に効果があることを示したいわけです．とすると，次に来る患者さんが薬を飲むグループに割り付けられることを研究者が知っていたらどうなるでしょうか？

　もし次に来た患者さんが高齢者だったら，その患者さんが研究に参加しないように仕向けることができてしまうのです．こんなことをしてしまったら，高齢者ばかりが薬を飲まないグループに割り付けられることになってしまいますよね．薬の効果をきちんと調べられなくなってしまいます．

Point
研究者が事前に割り付けられるグループを知っていてはいけない

のです．患者さんが研究に参加することを同意した後でランダム割り付けしなければなりません．

第 2 章　ランダム化研究

3　プラセボ効果と盲検化（マスク化）

プラセボ効果

話は変わりますが……．子供のころ車酔いしやすかった人の中には，こんな経験をしたことのある人もいるのではないでしょうか？

> 車で出かける前に，お母さんに酔い止め薬をもらいました．「これを飲んでおけば車酔いしないから」と言われて．
> 実際に飲んで出かけると，その日は車酔いしませんでした．
> 家に帰って，喜んで「これから車に乗るときあの薬飲む！」と言うと，お母さんはニコニコしながら答えました．「あれ，ただの砂糖水よ」

これが**プラセボ効果**というものです．本当はただの砂糖水であっても，「これはよく効く酔い止め薬だよ」と信用している人から渡されて飲むと，すっかり車酔いしなくなってしまうこと，そのような現象のことです．

臨床研究でも同じようなことが起こり得ます．「薬を飲んだんだからきっと治るんだ」という心理が働き，本当に治ってしまうことがあるのです．薬を飲むグループと薬を飲まないグループにランダムに割り付けても，これでは本当に薬の成分が効いているのかどうか調べられないですよね．

Point
薬の成分が本当に効いているのかどうかを知りたければ，プラセボ効果を除去しなければなりません．

盲検化（マスク化）

　「薬を飲んだんだからきっと治るんだ」という心理が働かないようにすれば，プラセボ効果を除去できるわけです．じゃあこのような心理が働かないようにするにはどうすればよいでしょうか？

　「薬を飲んだんだから……」と思わなければいいので，薬を飲んだか飲まなかったかがわからないようにすればよいのです．でも，そんなことできるはずありません．薬を飲むグループと薬を飲まないグループに割り付けるのだから，薬を飲むか飲まないかなんて，こっそり食事にでも混ぜられない限りわかるに決まってます．

　だったら，「薬を飲まないグループ」の代わりに，「偽物の薬を飲むグループ」を作ればよいのです．「酔い止め薬を飲むグループ」に対する「砂糖水を飲むグループ」といった具合です．でも，これでもまだダメです．酔い止め薬か砂糖水かなんて，味で簡単に判別できてしまいます．

　「本物の薬」と「偽物の薬」が判別できないようにしなければなりません．偽物の薬を，薬の成分が全くないまま，大きさや形だけではなくて味や匂いといったすべてを本物の薬と同じように作らなければならないのです．ここまでしてはじめて，薬を飲んだか飲まなかったかがわからないようになります．

> **ここに注目！　プラセボ効果を除去するには**
> ①薬を飲まないグループの代わりに，偽物の薬を飲むグループを作る
> ②「本物の薬」を飲んでいるのか「偽物の薬」を飲んでいるのかわからないようにする

必要があります．この「偽物の薬」のことを「偽薬」とか「プラセボ」と言ったりします．また，「本物の薬」か「偽薬」かがわからないようにすることを，**盲検化**とか**マスク化**と言ったりします．

盲検化（マスク化）　本物の薬？プラセボ？

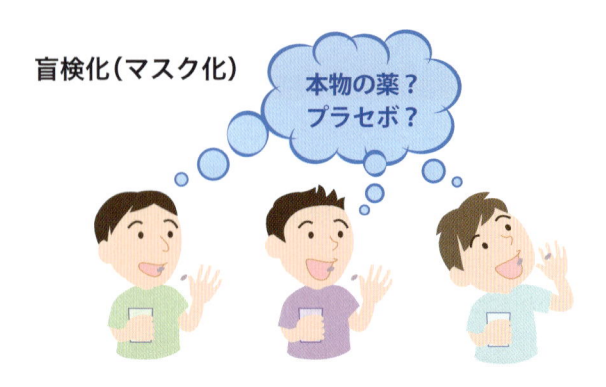

さらに盲検化（マスク化）

　これで万事解決めでたしめでたし……というわけには残念ながらならないのです．

　もし薬を処方する医師が「本物の薬」か「偽薬」かを知っていたら，たとえ口には出さなくても，「これは本物の薬だから……」という目をしているかもしれません．そうすると，患者は「本物の薬」か「偽物の薬」かどちらか知らされていなかったとしても，医師の雰囲気からなんとなくどっちかわかってしまうことがあります．

　これではせっかく盲検化しても意味がありません．

　だったら，薬を処方する医師も「本物の薬」か「偽薬」かがわからないようにすればよいのです．このように，研究に参加する人だけではなく，薬を処方する医師も「本物の薬」か「偽薬」かがわからないようにすることを，**二重盲検化**とか**二重マスク化**と言ったりします．

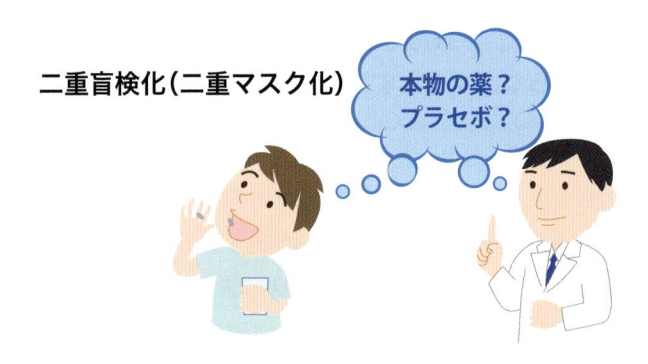

二重盲検化（二重マスク化）　本物の薬？プラセボ？

ここでもう一度，「2 単純でないランダム化」で述べたような，単純に奇数番目の人は本物の薬を飲むグループ，偶数番目の人は偽薬を飲むグループ，と割り付ける方法を考えてみましょう．

　二重盲検化していれば，奇数番目の人が本物の薬を飲むグループなのか偽薬を飲むグループなのかわからないのだから，このような単純な割り付け方法でいいんじゃないの？　と思うかもしれません．

　しかし，これでも問題があるのです．

　最初の数人についてはいいかもしれません．が，途中から，「どうも奇数番目の人の方が風邪の治りがいいような気がする」と思うかもしれません．あるいは，「奇数番目の人に限って副作用が起こる」ということがあるかもしれません．そんなことがあると，「どうやら奇数番目が本物の薬を飲むグループのようだ」と研究者が感づいてしまうのです．二重盲検化が崩れてしまいますね．この意味においても，ランダム化は重要なのです．

第2章 ランダム化研究

4 内部妥当性と外部妥当性

　最後に,「内部妥当性」と「外部妥当性」,についてです．あまり聞きなれない言葉かもしれませんが，臨床研究を行う上ではとても大事なことです．

　風邪薬の効果を調べるためにランダム化研究を行いました．人数が多くないときの対処もちゃんとしたし，二重盲検化もしました．その結果，この風邪薬に効果があることが判明しました．

　さて，これで万事 OK でしょうか？

　ランダム化研究は，風邪をひいた日本全国の人全員を対象として行ったわけではありません．もし仮に，このランダム化研究に参加した人が若い人たちばかりだったら……．どうでしょう？　この風邪薬が風邪をひいた日本全国の人にもやっぱり（平均的に）効果的かどうかは疑問ですよね．

　ランダム化研究をして薬の効果が調べられたとしても，それがランダム化研究に参加していない多くの人たちにとって役に立つものでなければ，あまり意味がありません．

> **Point**
> ヒトを対象とする研究では，どのような人に研究に参加してもらうかまで考えないといけないのです．

　ある症状の風邪をひいた人が日本全国に 1 万人いたとして，この 1 万人全員に，当たりが 100 本のくじを引いてもらって，当たった 100 人に研究に参加してもらうことができるとしましょう．こうすれば，100 人で調べたその風邪薬の（平均的な）効果は，日本全国の 1 万人の人にもおおよそ当てはまることになりますね．くじ引きで当たりが出る

ように，対象となる人全員の中から一部の人をランダムにピックアップすることを**ランダムサンプリング（無作為抽出）**と言います．

まとめると，ヒトを対象とする研究では，

> **ここに注目！** ●内部妥当性
> その研究に参加している（内部の）人で効果がきちんと調べられているかどうか

がまず重要で，加えて，

> **ここに注目！** ●外部妥当性（一般化可能性）
> 研究の結果が，研究に参加していない（外部の）同じ疾患を持つ人たちにも一般化できるかどうか

も重要，ということです．

内部妥当性の低い研究では，治療の効果がきちんと調べられていないことになります．そのような研究結果の外部妥当性を考えることには意味がありませんよね．だから内部妥当性がまず重要なのです．

内部妥当性を高めるために「ランダム割り付け」が重要となり，外部妥当性を高めるために「ランダムサンプリング」が重要となるのです．

第 2 章　ランダム化研究

5　食物アレルギーのランダム化臨床研究

　さて，この章で述べてきたことをふまえた上で，もう一度「1 はじめに」に挙げた新聞記事の内容をみてみましょう．
　経口免疫療法をするグループと原因物質を除いた食事を続けるグループを比較するランダム化研究に関する記事でしたが……．
　ランダム化の方法と盲検化について考えてみましょう．
　この研究の対象者数が約 100 人ということでしたので，恐らく 2 つのグループへの割り付けは，単純ランダム化ではなくて，人数が多くないときの対処法を適用していると思います．どの要因が偏らないようにしたのか，層別ランダム化なのか他の方法なのか，までは，この記事の情報だけではわかりませんが……．
　盲検化は多分していないと思います．と言うより，現実的にできないと思います．経口免疫療法を受けているかいないかわからないようにすることは，きっとできないのではないでしょうか？

　ランダム化研究ではいろいろな現実的問題に直面します．ヒトを対象としているので倫理面にも配慮しなければなりません．いろいろな制限の中で，内部妥当性の高い研究を実施するには多大な労力を要します．外部妥当性も含め，このランダム化研究が，将来の食物アレルギーの子供たちにとって意義のあるものであることを願います．

第2章 で学んだこと

☑ ランダム割り付けする人数が少ないとき
- 比較する2つのグループ間で何らかの要因が偏ってしまうことがある
- 層別ランダム化などで，結果に強く影響するとわかっている要因が偏らないように割り付けを工夫する

☑ プラセボ効果
- 「薬を飲んだんだからきっと治るんだ」という心理的な効果

☑ 薬の「成分」の効果を調べるために
- プラセボ効果を除去
  - 「薬を飲まないグループ」の代わりに「プラセボを飲むグループ」をつくる
  - （二重）盲検化する

☑ ヒトを対象とする研究では内部妥当性と外部妥当性が大事
- 内部妥当性

  その研究に参加している（内部の）人で効果がきちんと調べられているかどうか

  ランダム割り付けに関連
- 外部妥当性

  研究の結果が，研究に参加していない（外部の）同じ疾患を持つ人たちにも一般化できるかどうか

  ランダムサンプリングに関連

3章

効果の指標
効果を測るものさしを考えてみよう

第3章　効果の指標

1　はじめに

まずは次の新聞記事を読んでみてください.

> **認知症予防に「運動・栄養・昼寝」…厚労省研究班データ**
>
> 　よく運動し，栄養に気をつけて，昼寝した方が認知症の発症率が下がることが，厚生労働省の研究班の研究でわかった．生活習慣の改善による認知症予防の成果が確認されたのは初めてで，注目される．
>
> 　研究は，○○県△△町の65歳以上を対象に2001年から2005年にかけて行われた．希望者約400人に運動や栄養，睡眠の改善を指導し，指導しなかった1,500人と比較した．
>
> 　具体的には，週3～5回，1回20～60分，音楽に合わせてステップを踏む簡単な有酸素運動を行った．また魚の脂質に含まれるDHA（ドコサヘキサエン酸）やEPA（エイコサペンタエン酸）などを含む栄養補助剤を毎日取るとともに，30分以内の昼寝をした．
>
> 　その結果，生活習慣を指導したグループでは認知症の発症率が3.1％だったのに対し，しなかったグループは4.3％にのぼった．また，記憶能力のテストでも，指導したグループの成績が約16％向上した．
>
> 　　　　　　　　　　　　　　　（後略）
>
> 　　　　有名全国紙（2006年5月某日）より抜粋（一部改変）

これまでの章を読んだ後だと，この新聞記事から「運動・栄養・昼寝」に認知症を予防する効果があるとは一概には言えないんじゃないの？と思う人もいるのではないでしょうか．「発症率が 3.1％と 4.3％」……「ふ〜ん，そうなんだ〜」「その差って大きいの？」ぐらいの感想かもしれません．予防の「効果」とは，いったい何をもって「効果」というのでしょうか？

　この章では，効果を測るものさしについてお話しします．

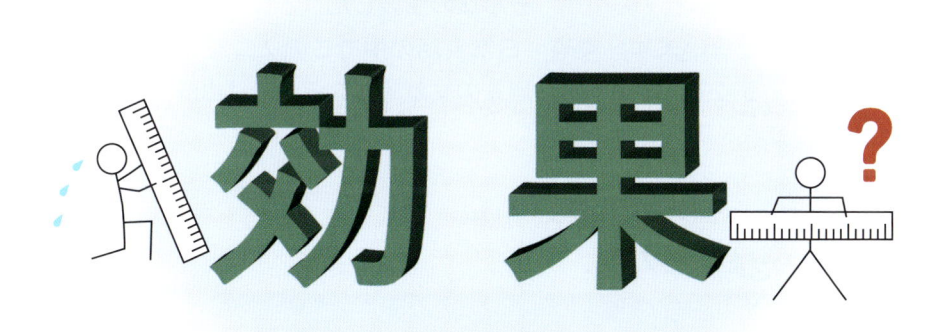

2 割合と率

治療の効果を測るうえで重要なのが「割合」と「率」です．効果を測る方法についてみる前に，まず，割合と率の2つを正しく理解する必要があります．

日常会話の中での割合と率

割合と率と言われても……．そんなの意識したことない，という人がほとんどだと思います．実際，日常会話の中でこの2つを使い分けている人はそう滅多にいません．過去の文献[1]にならって『広辞苑』で割合と率の意味を調べてみると，

- 割合：物と物との比．歩合．比率．
- 率：わりあい．ぶあい．

と書かれています．結局，日本語の定義としては「率」は「わりあい」と同じなのです．

しかし，英語の割合「proportion」と率「rate」を『Longman 英英辞典』で調べてみると，

- **Proportion:** a part or share of a larger amount or number of something
- **Rate:** the number of times something happens over a period of times

---

1) 佐藤俊哉 著「宇宙怪人しまりす 医療統計を学ぶ」（岩波書店）

と書かれています．長くなるので，最初に書いてある意味だけをここに載せましたが，この後にも proportion が rate のことだとか rate が proportion のことだとかは書かれていません．英語が苦手な人でも，rate はどうやら時間にも関係しそうだけど，proportion は時間とは関係なさそうだということはわかるでしょう．だからと言って，英語圏の人たちが日常会話の中で proportion と rate を厳密に使い分けているか，と言ったら，そうでもないようですが……．

医療・保健・福祉の分野での割合と率

日常会話では区別されていない割合と率ですが，きっとこの本の読者の多くが関係する医療・保健・福祉の分野では，実はこの2つは明確に区別されているのです．ちょっと堅い言い方になってしまいますが，

> **ここに注目！**
> ● 割合：特定部分の全体に占める大きさを測る指標
> ● 率：単位時間当たりの変化の速さを測る指標

が割合と率です．これだけではわかりにくいかもしれないので例を出すと，

> 割合の例：50人のクラスに女性が20人いる．20/50 ＝ 0.40 が割合．

「女性の人数」が「特定部分」に当たり，「クラスの人数」が「全体」に当たります．「女性の人数」の単位は「人」，クラスの人数の単位も「人」なので，**割合には単位がありません**．20（人）/ 50（人）＝ 20/50 ということです．

一方，率は，

> 率の例：1年間に3組中1組離婚する．1/3 ＝ 0.33……が率．

「1年間」が「単位時間」で，「3組中1組離婚」が「変化」を表しています．1(組)/3(組)で，割合と同様に単位がないように見えるかもしれませんが，あくまでも「1年当たり」なので，**率の単位は「1/時間」となります**．

割合と率の計算

意味も単位も違う割合と率．当然（？）計算方法も違います．次の図を見てください．

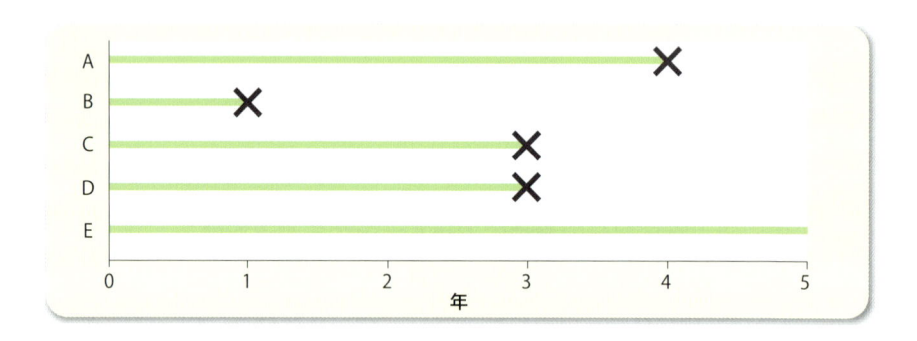

この図は，5人の人を5年間追跡調査した結果，Aさんは4年目にイベントを発生，Bさんは1年目にイベントを発生，CさんとDさんは3年目にイベントを発生しましたが，Eさんはイベントを発生しませんでした，ということを示しています．ここでいう**イベントとは，死亡や病気などの健康に関する事象のことです**．イベントが発生した時点で，その人に対する観察は終了となります．

この図の5人でイベント発生の割合と率を計算してみましょう．

割合は簡単ですね．5人中4人がイベントを発生したのだから，

$$4/5 = 0.80$$

です．つまり，

> **Point**
> 割合 = イベントの発生数 / 対象者全員

で計算できることになります．割合については，話は簡単なのです．
　問題は率です．ここでは「人年法」と呼ばれるシンプルな方法を紹介します．人年法では，率を

> **Point**
> 率 = イベントの発生数 / 合計観察人年

で計算します．分子は割合を計算するときと同じ「イベントの発生数」ですが，分母が違います．人年という単位，あまり聞いたことがないかもしれませんが……．「合計観察人年」というのは，観察された年数の合計のことです．例えば，A さんは 4 年目にイベントを発生しています．これは，「A さんは 4 年間観察されました」と言い換えることができます．同じように，B, C, D, E さんはそれぞれ 1, 3, 3, 5 年間観察されました．なので，観察された年数の合計（合計観察人年）は

$$4 + 1 + 3 + 3 + 5 = 16$$

になりますね．5 人の人で合計 16 年観察されたのだから，単位は「人×年」になります．
　と，いうことなので，率は

$$\frac{4}{4+1+3+3+5} = \frac{4}{16} = 0.25$$

で，単位は確かに

$$\frac{\text{イベントの発生数(人)}}{\text{合計観察人年(人×年)}} = \frac{1}{\text{年(時間)}}$$

になっています．率が 0.25 ということは，1 年間に 100 人中 25 人のペースでイベントが発生するということです．

割合と率，どっちを使う？

では，割合と率，効果を測るときにはどちらを使えばよいのでしょうか？

一言で言ってしまえば，どちらに関心があるか，によるのですが，これでは答えになっていませんね．どういうときにどちらに関心があるか，が知りたいのです．ここでもう一度，押さえておいてほしいことは，**割合は時間と無関係だけど，率は時間に関係する**，ということです．

割合と率の使い分けについて，例を出してみましょう．冬の味覚，生ガキ，よく知られているように，おいしい反面，食あたりを起こす可能性があります．では，生ガキを食べてあたる可能性を評価するには，割合と率，どちらがよいでしょうか？

関心があるのは，生ガキを食べた人のうち何人があたるか，ですね．あたるかあたらないか，が重要で，あたるまでの時間なんてどうでもいいことです．だから，この場合は，割合が重要で率はあまり重要でないことになります．

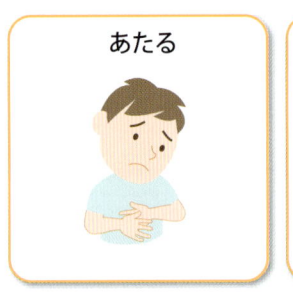

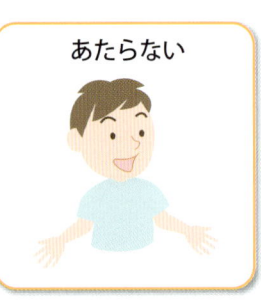

46　第 3 章　効果の指標

もう少し詳しくみるために，仮に，食あたりが起きるまでの時間を延ばせる薬があったとしましょう．この薬を飲まなかったら 24 時間後に起こるはずだった食あたりが，この薬を飲んだことによって 48 時間後に起きたとします．こんな薬があったって，どっちにしても食あたりが起こるのだからうれしくもなんともありませんよね．

　しかし，食あたりが起きるまでの時間が延びると，合計観察人年の値が大きくなります．つまり，率を計算するときの分母が大きくなるので，食あたりの発生率は小さくなってしまうのです．食あたりの発生「率」を小さくする薬って言われても，これではやっぱりうれしくないですよね．

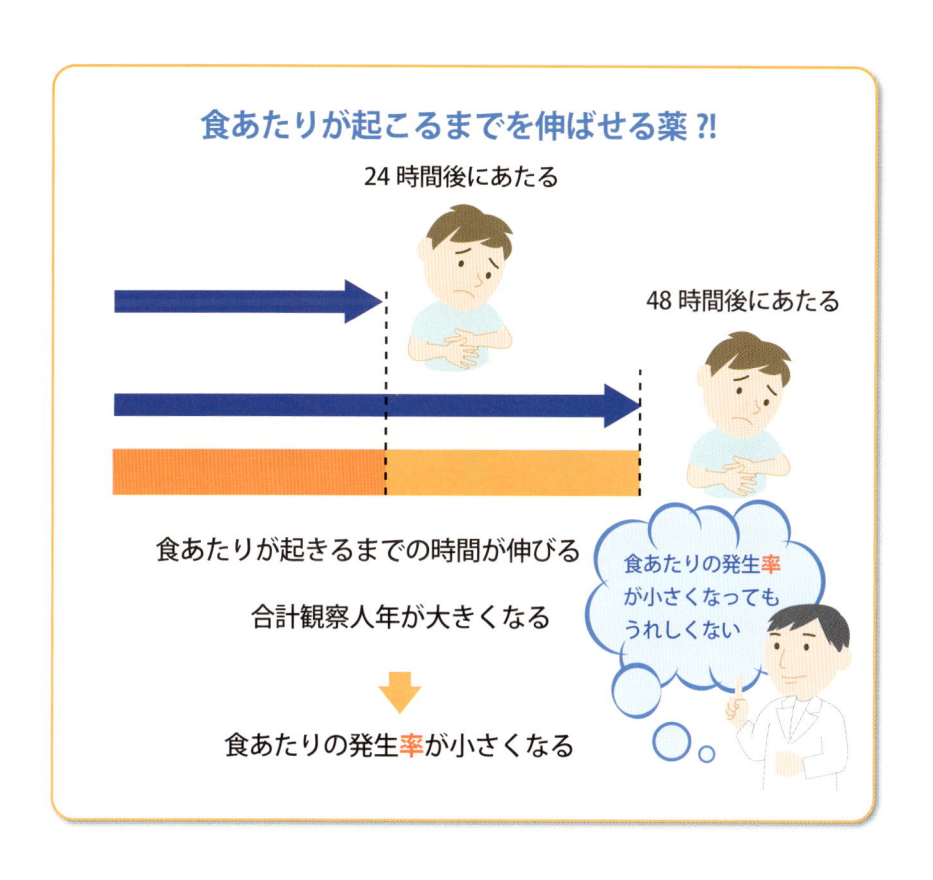

食あたりが起こるまでを伸ばせる薬 ?!

24 時間後にあたる

48 時間後にあたる

食あたりが起きるまでの時間が伸びる

合計観察人年が大きくなる

⬇

食あたりの発生率が小さくなる

食あたりの発生率が小さくなってもうれしくない

一方，食あたりが起きるまでの時間が延びたって，あたるかあたらないか，だけに注目している食あたりの発生割合は変わりません．もし食あたりの発生割合を小さくできる薬があったら，それはうれしいことですね．

　逆に，率の方が重要な場合もあります．重い病気の患者さんに対する延命効果などです．ある画期的な治療があったとして，1年後に起きるはずの死亡を，その治療を受けることによって2年後まで延ばせれば，これは意義のあることですよね．このような場合は，時間に関係する率が重要になってくるわけです．

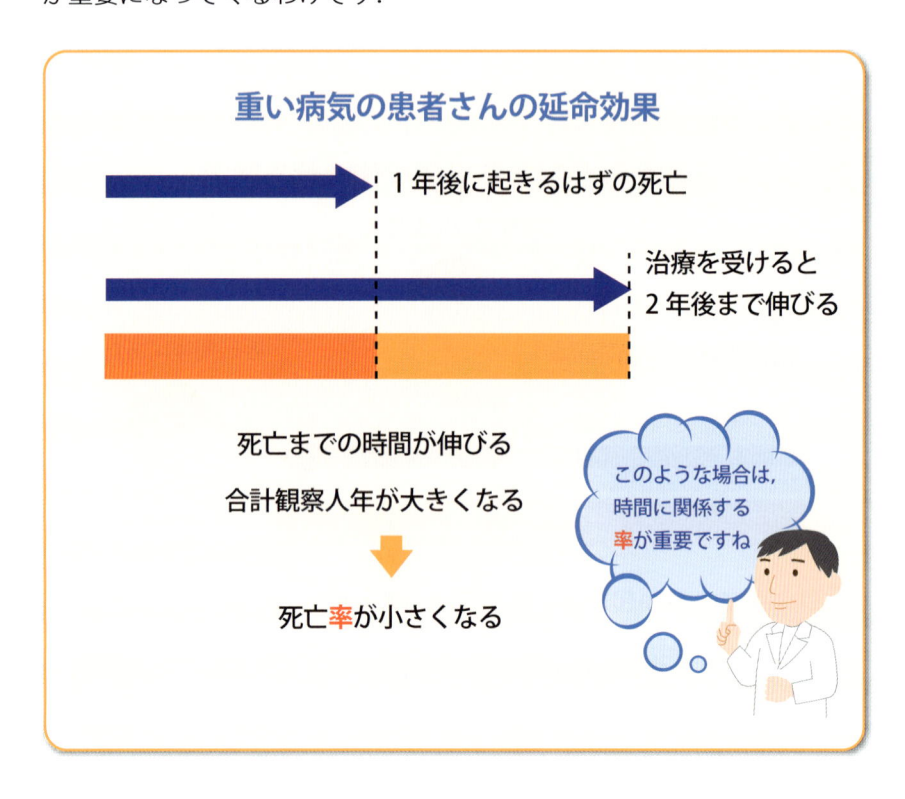

重い病気の患者さんの延命効果

1年後に起きるはずの死亡

治療を受けると2年後まで伸びる

死亡までの時間が伸びる
合計観察人年が大きくなる
↓
死亡率が小さくなる

このような場合は，時間に関係する率が重要ですね

第3章 効果の指標

3 グループ間の比較

リスク差とリスク比

　割合と率がわかったところで，2つのグループの割合や率を比較する方法を考えましょう．次の表を見てください．

グループ	心筋梗塞 発症	心筋梗塞 未発症	合計
薬を飲んだ	10	90	100
薬を飲まなかった	20	80	100

　この表は，ある薬を飲んだグループ100人と飲まなかったグループ100人を何年か追跡調査した結果，何人の人に心筋梗塞が起こったかを集計したものです．心筋梗塞が起きたかどうか，だけに注目しているので，割合を考えます．

薬を飲んだグループの心筋梗塞発症割合は，$\dfrac{10}{100} = 0.1$

薬を飲まなかったグループの心筋梗塞発症割合は，$\dfrac{20}{100} = 0.2$

ですね．ただ単にこの2つの割合を見比べてもよいと言えばよいのですが，それよりも，2つの割合を比較する計算をして1つの指標を導き出した方が，2つのグループの比較がより容易になります．それがリスク差であり，リスク比であるのです．ここで，いきなり「リスク」という言葉を出しましたが，**リスクとは，健康に関連するイベントの発生割合**のことを指します．

　では，リスク差やリスク比の計算をどのようにするかと言うと……

> **Point**
>
> リスク差 =
> 　薬を飲んだグループのリスク − コントロールグループのリスク
>
> リスク比 = $\dfrac{\text{薬を飲んだグループのリスク}}{\text{コントロールグループのリスク}}$

です．今の場合，薬を飲まなかったグループがコントロールグループになります．薬を飲むか飲まないか以外だと，例えば，タバコを吸うか吸わないかだったら，コントロールグループがタバコを吸わないグループで，「薬を飲むグループ」の代わりに「タバコを吸うグループ」になります．注意してほしいことは，常に**コントロールグループを基準にする**ので，リスク差だったら，コントロールグループのリスクが引き算の後，リスク比だったら，コントロールグループのリスクが分母にきます．

この心筋梗塞の例で計算してみると，

- リスク差 = 0.1 − 0.2 = −0.1
- リスク比 = 0.1 / 0.2 = 1 / 2 = 0.5

となります．リスク差がマイナスの値をとっても，リスク比が 1 より小さい値をとってもよいのです．

リスク差の値がマイナスの値をとっているので，薬を飲んだグループのリスクが 0.1 小さい（−0.1 大きい）ことがすぐにわかるし，リスク比の値が 1 より小さい値をとっているので，薬を飲んだグループのリスクが 2 倍少ない（0.5 倍多い）ことがすぐにわかりますね．

同じようにして，2 つのグループの率の差である率差や 2 つのグループの率の比である率比も，率を計算すれば計算することができます．

効果の指標と関連の指標

　もう少し深く考えてみましょう．今，計算したリスク差の値から，薬を飲んだグループのリスクが 0.1 小さいことがわかりました．これはいったい何を意味するのでしょうか？

　もしかすると，

> この薬を飲むと，飲まない場合に比べて，心筋梗塞を発症する人が 100 人中 10 人減る

と思うかもしれません．はたしてそうでしょうか？

　1 章を思い出してみてください．これは，薬を飲むか飲まないかという「原因」と心筋梗塞が発症するかどうかという「結果」の間の関係性について述べています．つまり，因果関係が調べられる状況の下でだけ成り立つリスク差の値の解釈なのです．

　因果関係が調べられない状況では――例えば，薬を飲むグループが若い人ばかりで，薬を飲まないグループに年配の人が多かったら――このようにリスク差の値を解釈することはできませんよね．薬を飲んだから心筋梗塞を発症する人が減ったのか，若いから（年配の人に比べて）発症する人が少なかったのかがわかりません．このような場合には，

> 薬を飲んだグループでは，薬を飲まなかったグループに比べて，心筋梗塞を発症する人が 100 人あたり 10 人少なかった

と事実関係を述べる（「リスク差 ＝ －0.1」を日本語の文章に翻訳する）ことしかできないのです．

　リスク比についても同様で，因果関係が調べられる状況では，

> この薬を飲むと，薬を飲まない場合に比べて，心筋梗塞を発症する危険性が 2 倍減る

と解釈できるけれども，因果関係が調べられない状況では，

> この薬を飲んだグループでは，薬を飲まなかったグループに比べて，心筋梗塞の発症が2倍少なかった

と事実関係を述べることしかできないのです．

　因果関係が調べられる状況でのリスク差やリスク比といった指標を，総称して**効果の指標**と呼ぶことがあります．それに対して，因果関係が調べられない状況でのリスク差やリスク比といった指標を，総称して**関連の指標**と呼ぶことがあります．同じ計算結果でも，解釈が全然違ってくるので注意が必要です．

Point
リスク差やリスク比といった指標
- 因果関係が調べられる状況では，効果の指標
- 因果関係が調べられない状況では，関連の指標

第3章　効果の指標

4 認知症予防に「運動・栄養・昼寝」?

　さて，この章で述べてきたことをふまえた上で，もう一度「1 はじめに」に挙げた新聞記事の内容をみてみましょう．

　「生活習慣を指導したグループでは認知症の発症率が3.1％だったのに対し，しなかったグループは4.3％にのぼった」と書かれていましたが……．

　ここでの発症率は本当に率の意味で使われているのでしょうか？

　この文章からだけでははっきりとわかりませんが，多分，割合の意味で使われているのではないかと思います．もし本当に率の意味で使われているとすれば，「……発症率が『年間』3.1％だった……」などと書かれるでしょうし，日常会話においては割合のことも率のことも率と言ってしまうことが多いように思います．

　割合の意味で使われているとして，リスク差とリスク比を計算してみると，

$$リスク差 = 3.1\% - 4.3\% = -1.2\%$$
$$リスク比 = 3.1\% / 4.3\% = 0.72$$

となります．この結果をどう解釈するか，ですが……．そのためには1章で述べた「因果関係が調べられる条件」に照らし合わせてみればよいわけです．

　まず，①「**コントロールグループがある**」について……は満たしていますね．「指導しなかった1,500人」がコントロールグループです．

　次に，②「**調べたい要因（原因）以外のすべての条件がグループ間で等しい**」について，ですが……これは満たされているとは考えにくいですね．「希望者約400人に運動や栄養，睡眠の改善を指導し，……」とあります．希望者ほど（相対的に）若い人が多かったり，健康志向の人

が多かったりしていたかもしれません．

　だとすると，「運動・栄養・昼寝」と認知症予防の間の因果関係が調べられていないことになります．よって，ここで計算したリスク差とリスク比からは，「運動・栄養・昼寝について指導を受けたグループでは，受けなかったグループに比べて，認知症を発症する人が 100 人あたり約 1 人少なかった」，「指導を受けたグループでは，受けなかったグループに比べて，認知症の発症が約 1.4（＝ 1/0.72）倍少なかった」と事実関係を述べることしかできないのです．

　割合か率か，因果関係が調べられるのか調べられないのか……．ちょっとわかりにくいですね．新聞記事などの媒体は，スペースが限られているためにすべてを盛り込むことができません．媒体からだけで正確なことを知るのはなかなか難しいですね．

第3章 で学んだこと

☑ 割合と率
- ●割合
  特定部分の全体に占める大きさを測る指標（時間とは無関係）
  「イベントの発生数 / 対象者全員」で計算
- ●率
  単位時間あたりの変化の速さを測る指標（時間に関係）
  人年法では，「イベントの発生数 / 合計観察人年」で計算

☑ リスク
- ●健康に関連するイベントの発生割合

☑ 2つのグループのリスクの比較
- ●リスク差やリスク比を用いる
- ●コントロールグループが基準
  - ・リスク差
    コントロールグループのリスクが引き算の後
  - ・リスク比
    コントロールグループのリスクが分母

☑ リスク差やリスク比といった指標
- ●因果関係が調べられる状況では，効果の指標として解釈
- ●因果関係が調べられない状況では，関連の指標として解釈

4章

統計的仮説検定

どこから違いがあると言えるの？

第4章 統計的仮説検定

1 はじめに

まずは次の新聞記事を読んでみてください．

> **「磁石」には痛み緩和の効果なし？　米大学の研究で判明**
>
> 　体の痛みを緩和する効果があるとされる「磁石」には，医学的な効果が認められないことが，米○○大の研究でわかった．
>
> （中略）
>
> 　磁石が持つ痛みの緩和効果については，磁力が神経に作用して痛覚神経の信号を抑えたり，血行をよくすることで，何らかの改善効果が得られると一般に信じられ，そのような効能をうたって販売される健康器具が米国内でも少なくない．同大の研究チームは，痛覚信号の抑制効果について確認するため，49人の健康な人に磁石と偽の磁石のいずれかを装着．被験者の体の1点に軽く触れるテストを行い，痛覚神経より敏感な触覚神経に信号の抑制がみられるかどうかを調べた．その結果，磁石による信号の抑制効果は確認できなかった．
>
> 　米国でも日本と同様に磁石を使った健康器具の支持者は多く，肩こりや慢性の関節痛が和らいだと主張する人もいる．こうした"効き目"について，同大の△△博士は「偽薬（プラセボ）でも効いたと思い込むプラセボ効果ではないか．磁石をつけた腕輪状の健康器具で，腕輪の圧覚が脳に伝わり，結果として手首からの痛みの情報が制限されることも考えられるが，それは磁石の効果とはいえない」と説明している．
>
> 有名全国紙（2004年8月某日）より抜粋（一部改変）

恐らく，この研究は，本物の磁石を装着するグループと偽の磁石を装着するプラセボグループを比較するランダム化研究です．だとしても，単純ランダム化なのかそうでないのか，（二重）盲検化しているのかどうか，はわかりません．
　それから，2段落目の最後に「磁石による信号の抑制効果は確認できなかった」とありますが，はたして何をもって「確認できなかった」と言っているのでしょうか？　もし仮に抑制効果の「あり」「なし」の割合を比較しているのであれば，49人の人を割り付けているので，各グループの人数が24人と25人だったとしても，「抑制あり」の割合がピッタリ等しくなることはありません．「抑制あり」の人が両方のグループとも0人だったら話は別ですが……．グループ間の結果の違いがどこまでなら「抑制効果なし」と言えるのでしょうか？　どこから「抑制効果あり」と言えるのでしょうか？

　この章では，効果の「あり」「なし」を統計的に判断することについてお話しします．

　この章から6章までの内容はちょっと難しくなっています．ここで統計につまずく人が非常に多いのも事実です．しかし，医療統計学を語る上で避けては通れないところでもあります．最初は完全に理解できなくても構いません．雰囲気だけでもつかんでもらえればOKです．
　この章を読んでみて「きついなぁ」と思った人は，とりあえず5章と6章を飛ばして7章から続けて読んでみてください．また後で戻ってくればよいだけのことです．

第 4 章　統計的仮説検定

2 本当のことは誰にもわからない

4つのタイプの人たち

　薬を飲むか飲まないかによって翌朝に風邪が治るかどうかを考えてみましょう．「薬を飲むか飲まないか」の2択の原因と「風邪が治るか治らないか」の2択の結果があるので，2×2＝4タイプの人がいることになります．どういう人たちかと言うと，

- Type A：薬を飲んでも飲まなくても治る人
- Type B：薬を飲んだら治るけど，薬を飲まなかったら治らない人
- Type C：薬を飲んだら治らないけど，薬を飲まなかったら治る人
- Type D：薬を飲んでも飲まなくても治らない人

です．表に整理すると次のようになります．

Type	薬を飲んだら	薬を飲まなかったら
A	治る	治る
B	治る	治らない
C	治らない	治る
D	治らない	治らない

　なんと，どのタイプの人が何人いるかわかれば，ランダム化研究なんかしなくたって，薬の平均的な効果がわかってしまうのです．
　えっ，どういうこと？　と思われるかもしれないので，例を出してみていきましょう．
　例えば，100人の風邪をひいた人がいたとします．このうち，

- Type A の人が 40 人
- Type B の人が 15 人
- Type C の人が 10 人
- Type D の人が 35 人

いたとします．この 100 人全員が薬を飲んだとすると，風邪が治るのは Type A の人と Type B の人です．Type C の人と Type D の人は治りません．よって，風邪が治る割合は，

$$\frac{40 + 15}{100} = 0.55\ (55\%)$$

になります．もしこの 100 人全員が薬を飲まなかったら，という場合，今度は Type A の人と Type C の人は治るけれども，Type B の人と Type D の人は治らないことになりますね．よって，100 人全員が薬を飲まなかった場合の風邪が治る割合は，

$$\frac{40 + 10}{100} = 0.50\ (50\%)$$

になります．したがって，リスク差は 0.55 − 0.50 = 0.05，リスク比は 0.55 / 0.50 = 1.1 です．4 つのタイプそれぞれの人数がわかると，理想のコントロールの結果までわかるので，本当の薬の（平均的な）効果がわかるということです．

しかし，実際には，誰がどのタイプの人かなんてわかりませんよね．だから，現実には，4 つのタイプそれぞれに何人いるかなんて集計できるはずがないのです．

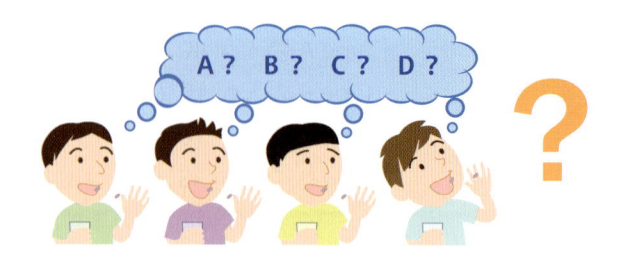

ランダム化研究

そこでランダム化研究の登場です．この 4 つのタイプの人たちを，薬を飲むグループと飲まないグループにランダム割り付けするわけです．

理想的には，この 4 つのタイプの人たちが均等に薬を飲むグループと飲まないグループに割り付けられます．そうなれば，Type A～D の人たちが，薬を飲むグループと飲まないグループにちょうど半分ずつ割り付けられることになります．単純に，グループごとに風邪が治った割合を計算して比較すれば，薬の（平均的な）効果がわかることになるのです．

しかし，2 章でみたように，人数がとても多いときを除いて，単純ランダム化をすると，たまたま薬を飲むグループに Type B の人が多くなったり，たまたま薬を飲まないグループに Type C の人が多くなったりしてしまうことがあるのです．そうなると，グループ間の風邪が治った割合の違いが，薬によるものなのか，たまたま薬を飲むグループに薬が効きやすい人が集まっただけなのかが，わからなくなってしまいますね．これでは本当の薬の効果はわかりません．

だったら，層別ランダム化などの方法を使って，4 つのタイプの人たちが均等に薬を飲むグループと飲まないグループに割り付けられるようにすればいいんじゃないの？　と思うかもしれませんが，残念ながらそれはできません．誰がどのタイプの人だか，実際にはわからないからです．

薬に効果があるように見えても，それはたまたま薬を飲むグループに薬が効きやすい人が集まっただけなのかもしれません．結局，本当の薬の効果がどのくらいあるのかは誰にもわからないのです．

第4章 統計的仮説検定

3 統計的仮説検定の原理

じゃあ，いったいどうすればいいの？

と，ここで登場するのが**統計的仮説検定**です．統計的仮説検定というのは，治療効果があるかどうかを統計的に判断するための1つの方法です．実際にどのように行うのかの前に，その原理についてお話しします．

背理法

統計的仮説検定は一種の背理法です．と言われても，そもそも背理法ってナニ？　という人もいるかもしれないので，まず背理法について例を挙げて簡単にお話しします．

> 妻から浮気の容疑をかけられました．ある日，ママ友から妻のところに，大阪市内で私らしき人がきれいな女の人と仲良さそうに歩いているのを見かけた，浮気の疑いあり，との通報があったというのです．（フィクションです）

浮気をしていないことの証拠を出すのは難しいですよね．そこで，**浮気をしていない**ことを証明するために次のようなロジックを考えます．

仮に，私が**浮気をしていた**としましょう．だとすれば，その日に大阪市内にいたはずです．だから，その日に大阪市内にいなかったことが証明できれば，浮気していなかったと言えるわけです．

これが背理法です．「浮気していない」ことを証明するために，わざわざ逆の「浮気している」という仮説を立てて，それを否定することにより，浮気をしていない，と証明するわけです．

63

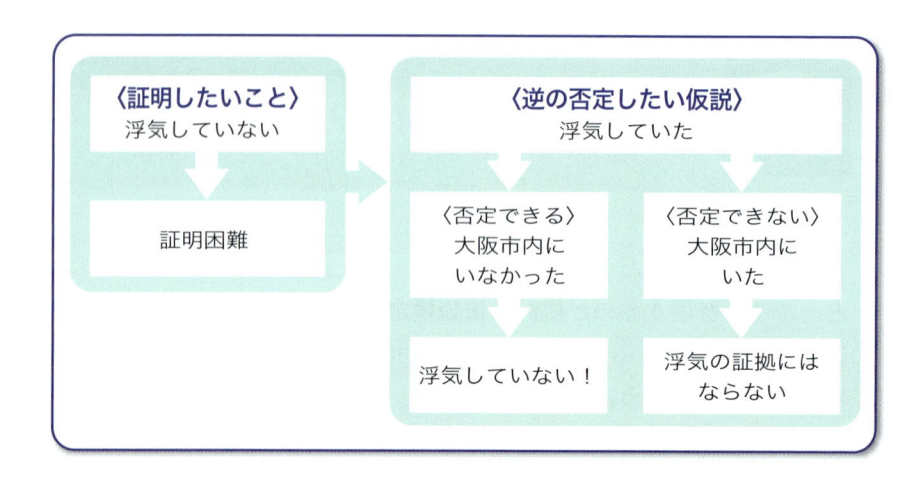

```
┌─────────────────────────────────────────────────────────────┐
│  〈証明したいこと〉        〈逆の否定したい仮説〉           │
│  浮気していない            浮気していた                     │
│       │                         │                           │
│       ▼              ┌──────────┴──────────┐               │
│   証明困難        〈否定できる〉       〈否定できない〉    │
│                   大阪市内に            大阪市内に          │
│                   いなかった            いた                │
│                       │                     │               │
│                       ▼                     ▼               │
│                   浮気していない！      浮気の証拠には     │
│                                         ならない            │
└─────────────────────────────────────────────────────────────┘
```

　注意しなければならないのは，もし仮に，私がその日に大阪市内にいたとしても，それがすなわち浮気の証拠にはならないということです．私が大阪市内にいたのは事実だとしても，大阪市内には多くの人がいるので，ママ友が見た人が私であるという確証はないのです．他人の空似かもしれません（上図参照）．

　ストレートに証明しづらい場合は，逆の否定したい仮説を立てて，それを否定することを考えるわけです．

　統計的仮説検定は，この背理法の原理を応用しているのです．

▶ 統計的仮説検定と背理法

　では，統計的仮説検定では，いったいどのように背理法の原理を応用しているのでしょうか？

　上に述べた原理を当てはめてみると……．

　薬を飲むグループと飲まないグループを比較するランダム化研究では，（平均的に）**薬に効果がある**ことを証明したいわけです．このことを証明するために，わざわざ逆の**薬に効果がない**，つまり，「比較するグループのリスクに違いがない」という仮説を立てて，それを否定しようというわけです．この，「比較するグループのリスクに違いがない」

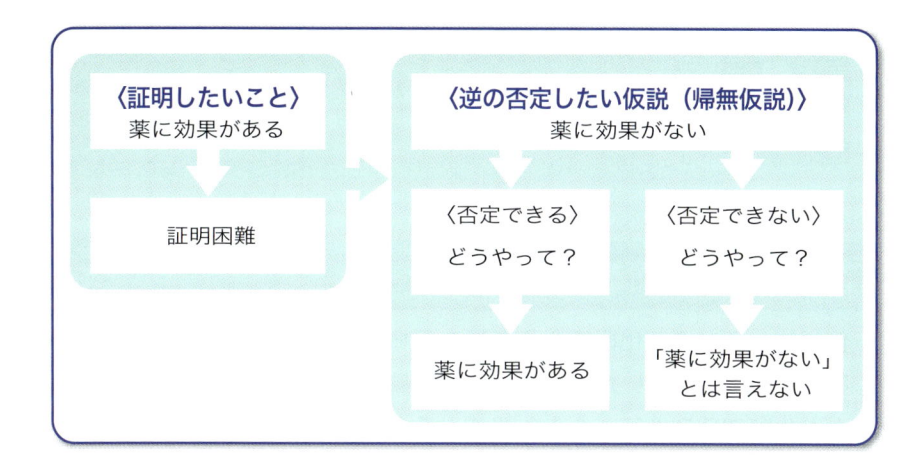

```
〈証明したいこと〉           〈逆の否定したい仮説（帰無仮説）〉
 薬に効果がある              薬に効果がない

                     〈否定できる〉    〈否定できない〉
   証明困難          どうやって？     どうやって？

                     薬に効果がある   「薬に効果がない」
                                      とは言えない
```

という仮説のことを**帰無仮説**と言います．

> **ここに注目！** ●帰無仮説
> 「比較するグループのリスクに違いがない」（薬の効果はない）という仮定

　注意しなければならないのは，大阪市内にいたからといって即浮気をしたと断定できないように，**帰無仮説が否定できなかったからといって，「比較するグループのリスクに違いがない」（薬の効果はない）とは言えない**ということです（上図参照）．

　では，どうやって帰無仮説が否定できるかどうかを判断すればよいのでしょうか？

　これまでのことを念頭において，統計的仮説検定の方法についてみていきましょう．

4 統計的仮説検定の方法

たまたまの可能性を考える

　仮想的なランダム化研究の例を見ながら考えていきましょう．
　薬を飲むか飲まないかによって翌朝に風邪が治るかどうかを調べるランダム化臨床研究を行ったとします．そうしたら，200人の人が参加してくれて，次のような結果が得られました．

グループ	風邪 治った	風邪 治らなかった	合計
薬を飲む	70	30	100
薬を飲まない	60	40	100

　リスク差を計算すると，

$$\frac{70}{100} - \frac{60}{100} = 0.10$$

となりますね．
　さて，この0.10というリスク差……．本当に薬に効果があって出てきた数値なのでしょうか？　もしかすると，本当は薬の効果がなくてリスク差が0のはずなのに，「2本当のことは誰にもわからない」で述べたType A～Dの人がたまたま偶然偏って割り付けられたために出てきた数値なのかもしれません．しかし，Type A～Dの人がそれぞれ何人いるかは実際にはわからない（調べようがないですからね）ので，偏って割り付けられたかどうかを調べることは現実的に不可能です．
　そこで，浮気の例と同じように，薬の効果がまったくない（リスク差

の値が0）と仮定して，先ほどの結果がたまたま偶然に生じてしまった可能性がどのくらいあるのかを調べてみましょう．

「帰無仮説」という言葉を使うと，「帰無仮説（リスク差 = 0）が正しいと考えたときに，たまたまの偶然の影響によって，データから推定されたリスク差以上に極端な値（0.10以上の値）が生じてしまう可能性がどのくらいあるのか」を，これから調べてみようということです．

シミュレーション

便宜上，薬を飲むグループでも飲まないグループでも，ちょうど間をとって，(70 + 60) / (100 + 100) = 65%の割合で風邪が治るはずだと考えます．Type A～Dの人たちがちょうど半分ずつ均等に割り付けられたとしたら，薬の効果がないと考えているわけですから，薬を飲むグループ100人のうち65人は風邪が治り，同じように，薬を飲まないグループ100人のうち65人は風邪が治るはずです．このとき，リスク差は

$$\frac{65}{100} - \frac{65}{100} = 0$$

になるはずです．

しかし，薬の効果がなかったとしても，たまたまの偶然の影響によって，2つのグループ間でリスクに差が生じてしまうことがあります．この偶然の影響によるリスク差のブレ幅を，過去の文献[1]にならって，2章でやったのと同じようなコンピュータシミュレーションでみてみることにしましょう．手順は以下の通りです．

---

1) 佐藤俊哉 著「宇宙怪人しまりす 医療統計を学ぶ 検定の巻」（岩波書店）

① 薬を飲むグループの 100 人が確率 65% で 1，確率 35% で 0 が出るように乱数を発生させる．
② 薬を飲まないグループの 100 人が確率 65% で 1，確率 35% で 0 が出るように乱数を発生させる．
③ ①と②で，「1」を「風邪が治った」，「0」を「治らなかった」と置き換えて，グループごとに風邪が治る人が何 % いるかを計算し，そこからリスク差を計算する．
④ ①〜③の作業を 1,000 回繰り返す．

次の図は，このシミュレーションの結果を表しています．

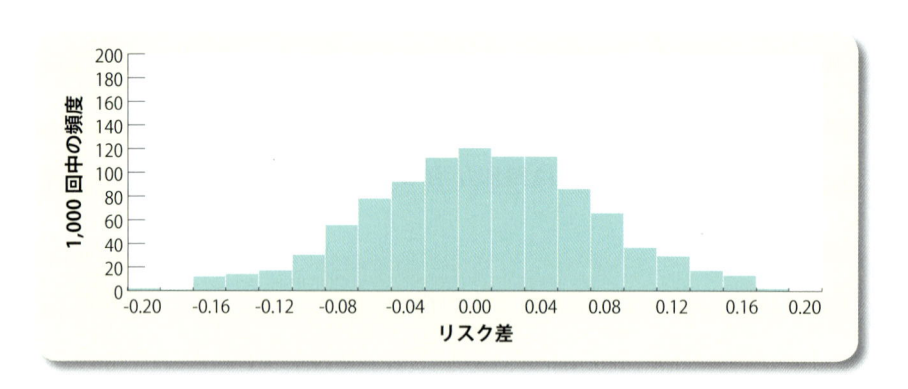

横軸はリスク差を示し，縦軸は 1,000 回中のその頻度を示しています．例えば，横軸の「0.00」のところは，リスク差が −0.01 以上 0.01 未満だった回数が 1,000 回中 119 回あった，ということです．リスク差が必ずしもちょうど 0 にならないのは，コイントスを 1,000 回して表が出る回数がちょうど 500 回になるとは限らないのと原理は同じです．

リスク差が 0.10 以上になったのは，1,000 回中 62 回でした．本当は差がないはずなのに，たまたまの偶然の影響によってリスク差が 0.10 以上になってしまう可能性が 6.2% あるということです．ちなみに，反対側に帰無仮説から同じくらい離れる，リスク差が −0.10 以下になった回数も 1,000 回中 62 回（6.2%）でした．

p値

さて，この 6.2% という数値をどう読み取るかですが，その前に……．この数値のことを **p値** と言います．つまり，p値とは，

> **ここに注目！ p値**
> 帰無仮説が正しい（比較するグループのリスクに違いがない）と考えたときに，たまたまの偶然の影響によって，データから推定されたリスク差以上に極端なリスク差が計算される可能性

のことです．一応付け加えておきますが，リスク差ではなくて，リスク比や他の効果の指標であってもよいのです．

先ほどの例で言えば，

- 片側 p 値 = 6.2%
- 両側 p 値 = 6.2% + 6.2% = 12.4%

となります．この片側 p 値は，本当は差がないはずなのに，たまたまの偶然の影響によってリスク差が 0.10 以上になってしまう可能性のことです．両側 p 値は，本当は差がないはずなのに，たまたまの偶然の影響によってリスク差が 0.10 以上または −0.10 以下になってしまう可能性のことです．

有意水準

もしも p 値がとても小さければ，リスク差が 0 だと仮定したときに，たまたまの偶然の影響によってリスク差が 0.10 以上または −0.10 以下と計算されてしまう可能性がとても低い，と考えられますよね．だとすれば，「現実のデータで可能性の低いことがたまたま起こった」と考え

るよりは，「リスク差が 0 だという仮定（帰無仮説）が間違っている」，すなわち，「リスク差は 0 ではない」（薬の効果は 0 ではない）と考える方が自然です．これが統計的仮説検定の流れです．

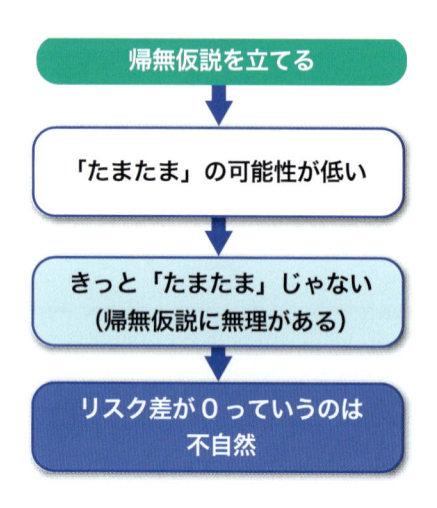

```
帰無仮説を立てる
    ↓
「たまたま」の可能性が低い
    ↓
きっと「たまたま」じゃない
（帰無仮説に無理がある）
    ↓
リスク差が 0 っていうのは
不自然
```

では，p 値がどのくらい小さければ「リスク差は 0 ではない」と考えればよいのでしょうか？

答えは……わかりません．わかりませんが，医学領域では，慣例的に，しばしば両側で 5％（片側 2.5％）という基準が用いられています．両側 p 値が 5％ よりも小さければ，「リスク差は 0 ではない」と判断することになります．**本当のリスク差は 0 なのに，誤ってリスク差は 0 ではないと判断してしまう可能性が 5％ある**ことになるけれども，それくらいは許容しましょう，というわけです．この基準値のことを**有意水準**と呼びます．

この例では，有意水準両側 5％ で判断するということは，「リスク差が 0 だと仮定したときに，たまたまの偶然の影響によってリスク差が 0.10 以上または −0.10 以下と計算される可能性」（p 値）が 5％ 未満なら——たまたまの可能性が 5％ 未満だったら——「リスク差が 0 だという仮定（帰無仮説）が間違っている」と判断しましょう，ということです．しばしば，

> **Point**
> ・p 値 < 有意水準　なら　「有意差あり」
> ・p 値 ≧ 有意水準　なら　「有意差なし」

という言い方をします．先ほどの例を見ると，

$$両側 p 値 = 12.4\% \geqq 5\%$$

なので，「有意差なし」ということになります．

　ここでもう一度「3 統計的仮説検定の原理」を思い出してほしいのですが……．

　背理法の原理からいって，得られたデータで統計的仮説検定を行った結果，有意差があったときのみ，帰無仮説は間違っている（比較するグループのリスクに違いがある）と言えることになります．その他のことは一切言えないのです．もし，得られたデータで統計的仮説検定を行った結果，

> **Point**
> **有意差がなかったとしても，帰無仮説は正しい（比較するグループのリスクに違いがない）とは言えない**

のです．「帰無仮説が間違っているとは言えない（比較するグループのリスクに違いがあるとは言えない）」と言えるのみなのです．

　このように，帰無仮説が間違っているかどうかを有意水準と p 値から判断する方法が，**統計的仮説検定**です．

補足

　ここでは，わかりやすくするために，コンピュータシミュレーションを使ってp値を算出しました．しかし，コンピュータシミュレーションだと，発生させる乱数が異なれば算出されるp値の結果が異なってくるかもしれないし，シミュレーションを行う回数によっても結果が変わってきてしまうかもしれません．したがって，実際にp値を算出するときにはコンピュータシミュレーションを用いません．

　実際には，理論式を使ってp値を計算します．計算方法は難しいのでこの本の中では紹介しませんが，統計解析ソフトがあればコンピュータが計算してくれるのでご心配なく．

　先ほどの例について統計解析ソフトで計算してみると，両側p値は13.4%[2]となりました．もちろん有意水準両側5%で「有意差なし」です．

　それから，もう一つ補足です．ここでは，「比較するグループのリスクに違いがない（リスク差 = 0）」という帰無仮説に対する統計的仮説検定をしました．この「リスク差 = 0」の代わりに，リスク差が0でない場合，例えば，「リスク差 = −0.05」という仮説に対する統計的仮説検定をすることもできます．

---

[2] 正規近似を用いて計算しました．6章まですべて正規近似を用いて計算します．

第4章 統計的仮説検定

5 検定すればOKではない

人数によって変わるp値

2章では，風邪の症状の重い人が全体の20%いるときに，ランダム割り付けをして，薬を飲むグループに症状の重い人が本当に20%いるかどうかを，コンピュータシミュレーションで確かめました．その結果，ランダム割り付けされる人数が少ないほど，2つのグループ間で症状の重い人の割合にたまたま偏りが生じてしまう可能性が高くなることがわかりました．

この章の「2 本当のことは誰にもわからない」で考えたA〜Dの4つのタイプの人たちについても同じです．ランダム割り付けされる人数が少ないほど，2つのグループ間でType A〜Dの人たちの割合にたまたま偏りが生じてしまう可能性が高くなるのです．そうなると，本当のリスク差とはかけ離れたリスク差がデータから計算されてしまう可能性が高くなってしまうのです．

このことをみるために，「4 統計的仮説検定の方法」でシミュレーションした200人と，倍の人数にした400人で比較してみましょう．400人の場合は，次の表の結果が得られます．

グループ	風邪 治った	風邪 治らなかった	合計
薬を飲む	70 × 2 = 140	30 × 2 = 60	100 × 2 = 200
薬を飲まない	60 × 2 = 120	40 × 2 = 80	100 × 2 = 200

リスク差は，この400人の場合でも140/200 − 120/200 = 0.10です．「4 統計的仮説検定の方法」の200人では，本当のリスク差を65/100 − 65/100 = 0と仮定してコンピュータシミュレーションした結

果，次の図が得られました．

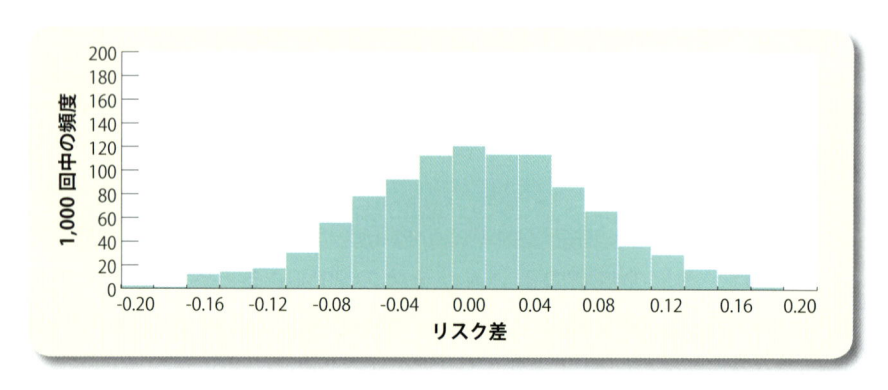

同じようにして，400人の場合でも，本当のリスク差を 130/200 − 130/200 ＝ 0 と仮定してコンピュータシミュレーションすると，次の図が得られます．

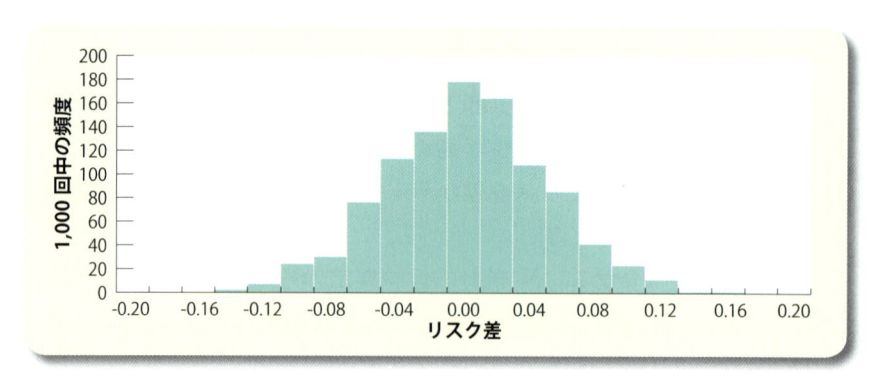

200人の場合よりも，400人の場合の方が，リスク差が0のあたりに集中しているのがわかりますね．

リスク差が 0.10 以上になった 1,000 回中の頻度なども比較してみましょう．次の表をみてください．

	リスク差（1,000回中の頻度）			p値（理論値）
	0.10以上	−0.10以下	合計	
200人の場合	62回	62回	124回	13.4%
400人の場合	20回	19回	39回	3.5%

74　第4章　統計的仮説検定

リスク差が 0.10 以上になった回数は，200 人の場合には 1,000 回中 62 回あったのに対して，400 人の場合には 1,000 回中 20 回しかありませんでした．有意水準両側 5％で統計的仮説検定をしてみると，200 人の場合は「両側 p 値＝ 13.4％ ≧ 5％」だから有意差なし，だけど，400 人の場合は「両側 p 値＝ 3.5％ ＜ 5％」だから有意差あり，となります．

> **Point**
> リスク差の値が同じであっても，ランダム割り付けされる人数が違うだけで「有意差なし」「有意差あり」の結果が変わってしまうことがある

のです．極端な話，すごくたくさんの人でランダム化研究をすると，たとえリスク差が 0.00001 だったとしても「有意差あり」となってしまうことがあるのです．いくら有意差があったって，ごくごく普通の一般的な風邪に対して，「この薬を飲むと，飲まない場合に比べて，翌朝に風邪が治る人が 10 万人中 1 人増える」ぐらいでは，わざわざお金を出してまでこの薬を買おうとは思いませんよね．**医学的にはまったく何の意味もないような差であっても，人数が多いだけで「有意差あり」となってしまうことがある**のです．

統計的仮説検定をする意義

　医学的にはまったく何の意味もないような差であっても，人数が多いだけで「有意差あり」となってしまうことがある．と，いうことは，

> **Point**
> p 値が小さいほど治療の効果が大きいとは限らない

75

とも言えるわけです．p 値は，あくまでも「たまたま」の可能性を示すものであって，グループ間の違いの程度については言及していないのです．それに，逆に言えば，**医学的にはとても意味のあるような差であっても，人数が少ないだけで「有意差なし」となってしまうこともあるの**です．だったら，統計的仮説検定をすることに何の意味があるの？ p 値を計算することに何の意味があるの？

そう思ってしまいますよね．実は，**ただ漠然と p 値を計算したり統計的仮説検定をしたりすることにあまり意義はない**のです．有意差があったなかったで一喜一憂してる場合じゃないんです．そんなことよりも（という言い方はよろしくないかもしれませんが），**治療の効果がどのくらいあるのかを，リスク差やリスク比といった指標を用いて推定する方がよっぽど重要**なのです．

えっ！ ここまでさんざん小難しい話をしてきて，結局，意義はないだって？ おいおいいい加減にしてくれよ，と思う前にもう少し先まで読み進めてみてください．この章でお話しした統計的仮説検定の考え方は，次の章で出てくる「信頼区間」を考える上で大いに役に立ちますし，6 章では，p 値を計算したり統計的仮説検定をしたりすることに意義がある場合をお話しします．

あくまでも，「ただ漠然と」ではあまり意義がないということです．

第 4 章　統計的仮説検定

6 「磁石」には痛み緩和の効果なし？

　さて，この章で述べてきたことをふまえた上で，もう一度「1 はじめに」に挙げた新聞記事の内容をみてみましょう.

　この新聞記事についての問題は，磁石による信号の抑制効果が本当にないと言えるのか，ということでしたが…….

　「1 はじめに」でも触れましたが，この研究は，49 人の人を本物の磁石を装着するグループと偽の磁石を装着するプラセボグループにランダム割り付けするランダム化臨床研究だったと思います．各グループの抑制効果を何らかの指標を用いて算出し，統計的仮説検定で評価したのでしょう．

　有意水準を何％と定めたとか，p 値がいくつだったとかいった情報はありません．しかし，「磁石による信号の抑制効果は確認できなかった」と書いてあるということは，統計的仮説検定を行った結果，有意差がなかった，ということなのだと思います．

　この章の中で述べたように，『有意差なし ＝ 効果なし』とは言えません．あくまでも，今回のデータでは抑制効果があることが証明できなかった．つまり，「抑制効果が**確認できなかった**」にすぎないのです．

　法律の分野で，「悪魔の証明」という言葉が使われることがあるようです．罪を犯していないことの証拠を出すのは，罪を犯したことの証拠を出すよりもはるかに難しい，ということを比喩した言葉です．統計学でも，「治療効果がない」ことを証明するのは非常に困難なのです（これは，この新聞記事に関するコメントではありません．念のため）.

第4章 で学んだこと

☑ 統計的仮説検定
　①帰無仮説を立てる
　　比較するグループのリスクに違いがない
　②p 値を計算する
　　帰無仮説が正しいと考えたときに，たまたまの偶然の影響によって，データから推定されたリスク差以上に極端な値が生じる可能性
　③p 値と有意水準を比較
　　「たまたま」では起こりにくいことが実際に起きたかどうかを検討
　④比較の結果
　　「p 値 < 有意水準」なら「有意差あり」
　　「p 値 ≧ 有意水準」なら「有意差なし」

☑ 統計的仮説検定は一種の背理法
　● 有意差があるとき，「帰無仮説が間違っている」とは言える
　● 有意差がなくても，「帰無仮説が正しい」とは言えない

☑ 統計的仮説検定の特徴
　● 医学的には意味のない差でも，人数が多いだけで「有意差あり」となることがある
　● 医学的には意味のある差でも，人数が少ないだけで「有意差なし」となることがある

5章

信頼区間
その効果の指標, どれだけ信頼できるの？

第5章　信頼区間

1　はじめに

今回は新聞記事ではないのですが……．
まずは次の2つの文章を見てください．

> p値は帰無仮説が正しい確率を示している．
>
> 95%信頼区間は95%の確率で，「真の差」を含む値の範囲を示す．

「信頼区間」という言葉，この本ではまだ紹介していないのにここでいきなり登場させて申し訳ないのですが……．
医療統計学の入門書的な本に，たまにこのような文章が書かれています．4章を読んだ人なら，最初の文章は何かおかしい，と思うでしょう．結論から言ってしまうと，この2つの文章，両方ともおかしいのです．

この章では，前章の統計的仮説検定の復習をしつつ，信頼区間についてお話しします．

第 5 章　信頼区間

2 統計的仮説検定の復習

　信頼区間の話に入る前に，4 章の統計的仮説検定の復習をちょっとしておきます．
　4 章で出したのと同じ，以下のランダム化臨床研究の例でみてみましょう．

グループ	風邪 治った	治らなかった	合　計
薬を飲む	70	30	100
薬を飲まない	60	40	100

　リスク差は 70 / 100 − 60 / 100 = 0.10 です．で，統計的仮説検定をどのような手順でやったかと言うと……

①帰無仮説を立てる

　帰無仮説というのは，「比較するグループのリスクに違いがない」（リスク差 = 0）という仮定のことです．

② p 値を計算する

　今の例だと，データから推定されたリスク差は 0.10 です．だから，片側 p 値は，「リスク差が 0 だと仮定したときに，たまたまの偶然の影響によって，リスク差が 0.10 以上になってしまう可能性」のことになります．両側 p 値は，リスク差が 0.10 以上または−0.10 以下になってしまう可能性のことです．
　計算すると，両側 p 値は 13.4％になります．

③p値があらかじめ定めておいた基準（有意水準）よりも大きいか小さいかを比較する

医学領域では，有意水準として両側5%がよく使われます．

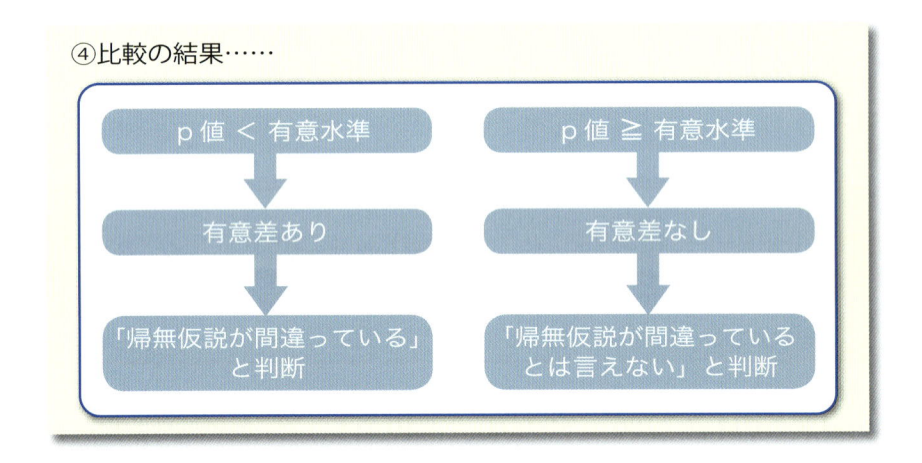

④比較の結果……

```
p値 < 有意水準          p値 ≧ 有意水準
    ↓                      ↓
  有意差あり              有意差なし
    ↓                      ↓
「帰無仮説が間違っている」  「帰無仮説が間違っている
 と判断                    とは言えない」と判断
```

「帰無仮説が間違っている」ということは，「比較するグループ間のリスクに違いがある」ということです．「有意差なし」でも，帰無仮説が正しい（比較するグループ間のリスクに違いがない），ということにはならないので注意が必要です．

この例では，有意水準両側5%で判断すると，「両側p値 = 13.4% ≧ 5%」なので「有意差なし」ということになります．比較するグループ間のリスクに違いがあるとは言えない，ということです．

大丈夫でしょうか？

ここからちょっと応用編です．

第5章 信頼区間

3 信頼区間って何？

『有意差なし』となる仮説

　4章の「4 統計的仮説検定の方法」の最後（p.72）に，補足として，『「比較するグループのリスクに違いがない」（リスク差 = 0）という帰無仮説の代わりに，例えば，「リスク差 = −0.05」という仮説に対する統計的仮説検定をすることもできます』と述べました．「リスク差 = 0」という仮説なら，「比較するグループのリスクに違いがない」という仮説だから意味がわかるけど，「リスク差 = −0.05」という仮説はいったい何を意味するんだ？　などと深く考えずに，ここでは，形式的にこういった仮説に対する統計的仮説検定もすることができるのだ，と考えてください．

　このことを認めてもらった上で，仮定するリスク差の値がどこからどこまでなら「有意差なし」のままでいられるのかを調べてみましょう．

　イメージをつかみやすくするために，4章でやったコンピュータシミュレーションの結果（左下の図）を右下の図のように模式的に表すことにします．今の例では，片側 p 値は，「**リスク差が 0 だと仮定**したときに，たまたまの偶然の影響によってリスク差が 0.10 以上になってしまう可能性」のことで，右下の図で言うと，網かけの部分に相当します．

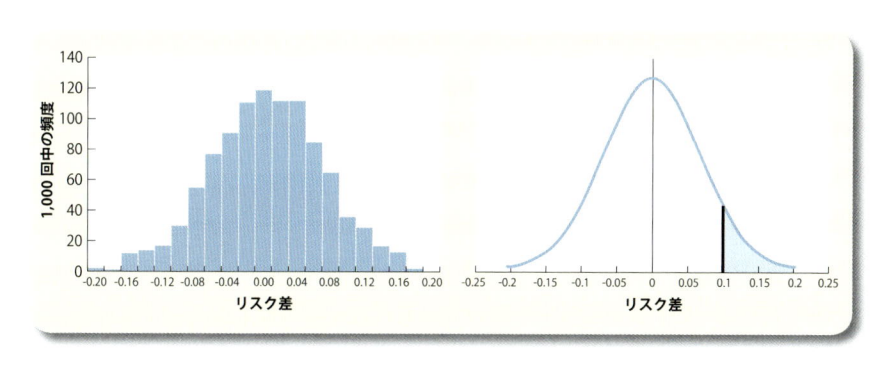

さて，それでは調べてみましょう．はじめに，帰無仮説のことは忘れて，代わりに「リスク差 = −0.05」という仮説を考えます．このとき，片側 p 値は，「**リスク差が −0.05 だと仮定**したときに，たまたまの偶然の影響によってリスク差が 0.10 以上になってしまう可能性」のことになります．イメージとしては，下の図の網かけ部分に相当します．

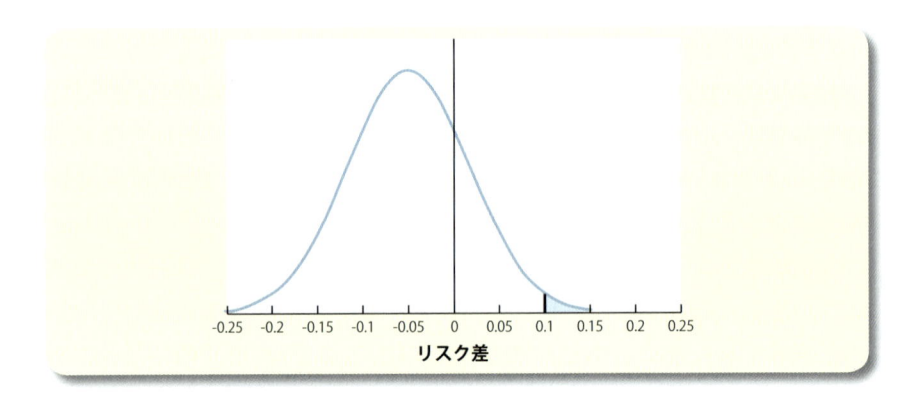

「リスク差 = 0」という仮説の場合と比べると，分布自体が 0.05 だけ左にシフトしていますね．その結果として片側 p 値も小さくなります．

実際に片側 p 値を計算してみると 1.3% になります．有意水準片側 2.5% で判断すると，「有意差あり」ですね．

ちょっと行き過ぎて「有意差あり」になってしまったので，もう少し 0 に近い値（−0.04, −0.03, −0.02, −0.01）で片側 p 値を計算してみましょう．すると，以下の表のようになります．

仮定したリスク差の値	−0.04	−0.03	−0.02	−0.01
片側 p 値	1.8%	2.6%	3.7%	5.1%
有意差（有意水準片側 2.5%）	あり	なし	なし	なし

リスク差が −0.03 以上の仮説を考えると，「片側 p 値 ≧ 2.5%」なので「有意差なし」ということになります[1]．

---

1) 片側 p 値がちょうど 2.5% になるのは，本当のリスク差が −0.031478……という仮説を考えたときになります．

反対側も考える

　同じようにして，反対側も考えてみましょう．どういうことかと言うと……．本当のリスク差として 0.1 よりも**大きい**値を仮定したときに，たまたまデータから計算されたリスク差が 0.1 **以下**になってしまう可能性として，片側 p 値を考えてみるのです．

　例えば，「リスク差 = 0.20」という仮説を考えてみましょう．このとき，片側 p 値は，「リスク差が 0.20 だと仮定したときに，たまたまの偶然の影響によってリスク差が 0.10 **以下**になってしまう可能性」のことになります．イメージとしては，下の図の網かけ部分が片側 p 値に相当します．今度は分布が右側にシフトすることになります．

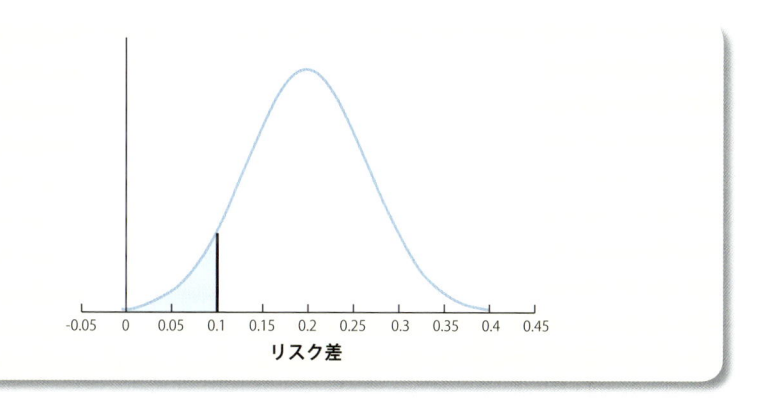

　このとき，片側 p 値は 6.8％になります．有意水準片側 2.5％で「有意差なし」ということになります．なので，もう少し分布を右側にシフトさせて，もっと大きなリスク差の値（0.21, 0.22, 0.23, 0.24）を仮定して片側 p 値を計算してみましょう．すると，次の表のようになります．

仮定したリスク差の値	0.21	0.22	0.23	0.24
片側 p 値	5.1％	3.7％	2.6％	1.8％
有意差（有意水準片側 2.5％）	なし	なし	なし	あり

　リスク差が 0.23 以下の仮説を考えると，「片側 p 値 ≧ 2.5％」なので

「有意差なし」ということになります[2]．

95%信頼区間

　これまでの話をまとめると，有意水準片側 2.5%（両側 5%）で「有意差なし」となるのは，リスク差を −0.03 〜 0.23 の間の値に仮定したとき，ということになります．イメージ図で言うと，以下の「⇔」の部分の範囲に相当します．

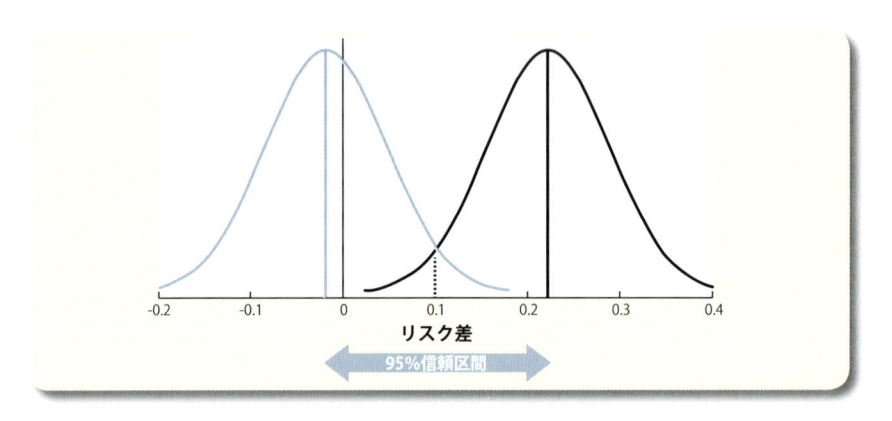

　これが **95%信頼区間** です．100% − 5% = 95% だから 95%信頼区間です．つまり，

> **ここに注目！** 95%信頼区間は，次の○○に当てはまる値の範囲のことです．リスク差が○○だという仮説を考えたとき，有意水準両側 5%で「有意差なし」となる．

　もちろん，リスク差だけではなくて，リスク比などの他の指標やリスク自体でも信頼区間を考えることができます．

---

2) 片側 p 値がちょうど 2.5%になるのは，本当のリスク差が 0.231478……という仮説を考えたときになります．

第 5 章　信頼区間

4 信頼区間で何がわかる？

信頼区間と統計的仮説検定

　リスク差が○○だという仮説を考えたとき，有意水準両側 5％で「有意差なし」となる．この○○に当てはまる値の範囲が 95％信頼区間でしたね．と，いうことは，

> **Point**
> 帰無仮説「リスク差 = 0」について
> ● 95％信頼区間に 0 が含まれていれば，有意水準両側 5％で「有意差なし」
> ● 95％信頼区間に 0 が含まれていなければ，有意水準両側 5％で「有意差あり」

となるわけです．信頼区間を見れば，帰無仮説について有意差の有無がわかることになります．

　前の 200 人では，リスク差は 0.10，95％信頼区間は－0.03 〜 0.23 でした．95％信頼区間の中に 0 が含まれています．なので，帰無仮説について，有意水準両側 5％で「有意差なし」と言えることになります．

　実際，4 章でみたように，この 200 人で統計的仮説検定を行うと，両側 p 値が 13.4％で有意差なしでした．

　統計的仮説検定は「有意差あり」「有意差なし」の二者択一の情報しか提供してくれませんでした．それに対して，信頼区間は「リスク差が○○だという仮説が否定できない値の範囲」に関する情報を与えてくれます．よって，信頼区間は統計的仮説検定よりも多くの情報を与えてくれることになります．

信頼区間と推定の精度

　もう一度言いますが……. リスク差が○○だという仮説を考えたとき, 有意水準両側 5％で「有意差なし」となる. この○○に当てはまる値の範囲が 95％信頼区間です.

　言い方を変えると, リスク差を 95％信頼区間の範囲の中の値に仮定すると, 有意水準両側 5％で「有意差なし」となります.

　「有意差なし」ということは,「仮説が間違っているとは言えない」ということです. つまり, **有意水準両側 5％という基準において, 95％信頼区間の範囲の中の値は, 本当のリスク差であることが否定できない**わけです.

　95％信頼区間が −0.03 〜 0.23（**ケース①**）だったら, 有意水準両側 5％という基準において, −0.03 〜 0.23 の値が本当のリスク差であることが否定できない, ということです.

　では, もし仮に, リスク差が同じ 0.10 でも 95％信頼区間がより狭い 0.01 〜 0.19（**ケース②**）だったら……. 有意水準両側 5％という基準において, 0.01 〜 0.19 の値が本当のリスク差であることが否定できない, ということになりますよね.

	リスク差	95％信頼区間
ケース①	0.10	−0.03 〜 0.23
ケース②	0.10	0.01 〜 0.19

　この 2 つの 95％信頼区間を比べてみると, どうでしょう？

　信頼区間の幅が狭い方が, 情報としては価値が高いですよね. 本当のリスク差であることが否定できない範囲が狭いのですから.

　例えば, 帰無仮説（リスク差 ＝ 0）を考えてみると, **ケース①**の 95％信頼区間（−0.03 〜 0.23）では帰無仮説を否定できませんが, **ケース②**の 95％信頼区間（0.01 〜 0.19）では否定されることになります. データから推定されたリスク差の値は, どちらも同じ 0.10 なのに, です.

　信頼区間の幅が狭い方が価値の高い情報を与えてくれる. 価値の高い

情報を与えてくれるということは，それだけその推定値（今の場合，リスク差）の推定精度が高い，ということですよね．だから，

> **ここに注目！** 信頼区間は推定の精度を示す指標

であると言えるのです．

　例えば，確率 1 / 2（= 0.5）を考えてみましょう．一言に確率 1 / 2 と言っても，5 / 10 と 50 / 100，500 / 1,000 では意味が違いますよね．5 / 10 よりも 50 / 100，50 / 100 よりも 500 / 1,000 の方がより確信が持てますよね．この確信の度合いを信頼区間はちゃんと示してくれるのです．次の表を見てください．

推定値	95%信頼区間
5 / 10 = 0.50	0.19 〜 0.81
50 / 100 = 0.50	0.40 〜 0.60
500 / 1,000 = 0.50	0.47 〜 0.53

　5 / 10 よりも 50 / 100，50 / 100 よりも 500 / 1,000 の方が……．確信の度合いが高くなるにしたがって，95% 信頼区間の幅が狭くなっているのがわかりますね．

第 5 章　信頼区間

5　p 値と信頼区間のおかしな説明

　さて，この章で述べてきたことをふまえた上で，もう一度「1 はじめに」に挙げた 2 つの文章をみてみましょう．

> p 値は帰無仮説が正しい確率を示している．

> 95％信頼区間は 95％の確率で，「真の差」を含む値の範囲を示す．

　どちらもおかしい，ということでしたが……．
　例えば，データから計算されたリスク差が 65 / 100 － 65 / 100 ＝ 0 だったとしましょう．このとき，95％信頼区間は－0.13 〜 0.13 になります．両側 p 値は 100％です．
　この結果を，上の 2 つの文章の通りに解釈すると，
　「帰無仮説（リスク差 ＝ 0）が正しい確率は 100％」
　「95％の確率で真のリスク差は－0.13 〜 0.13 のどこかにある」
ということになりますよね．これって矛盾していると思いませんか？「リスク差 ＝ 0」が 100％正しいって言っているのに，5％の確率で真のリスク差が－0.13 〜 0.13 の範囲外にあるって言ってるんですよ．おかしいですよね．
　帰無仮説というのは，「比較するグループのリスクに違いがない」という**仮定**のことです．1 つ目の文章では，仮定そのものに確率を考えています．仮定が正しかったらどうだ，間違っていたらこうだ，というなら話はわかりますが，仮定そのものの確率って？　ちょっと意味がわからないですよね．
　では，2 つ目の文章はどうでしょう……．**リスク差が○○だという仮説を考えたとき**，有意水準両側 5％で「有意差なし」となる．この○○に当てはまる値の範囲が 95％信頼区間です．95％信頼区間では，**有意**

水準両側5%という基準で仮定が間違っているとは言えなかったらこうだ，という話をしているんです．本当のリスク差の値は1つしかないはずで，確率でどうこう言えるはずないんです．名探偵コ◯ンも「真実はいつもひとつ」と言っています．

　話を厳密にすると，難しくなるし，肝心な本筋が見えにくくなってしまうことがあります．逆に，厳密さにある程度目をつぶれば，その分簡単になるし，本筋が見えやすくなってくることがあります．しかし，目をつぶりすぎると，肝心な本筋をも見失うことになってしまいます．バランスが大事．それはわかるけど，実践するのは難しいですよね．

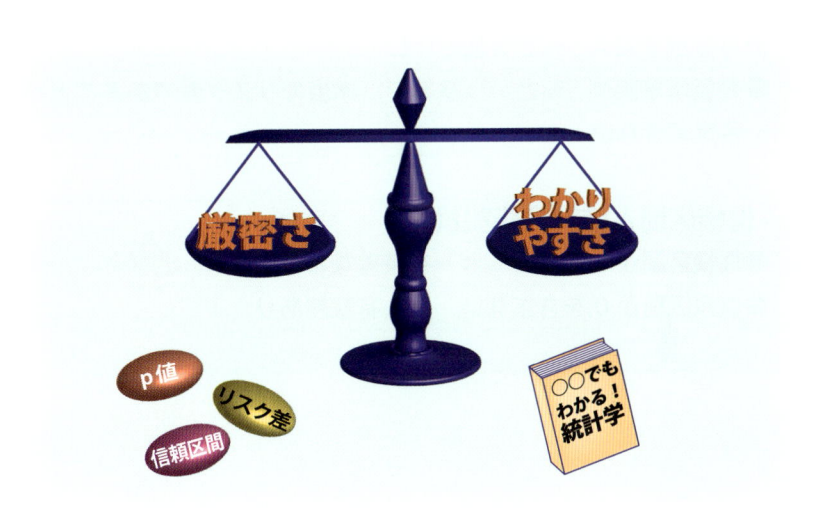

第 5 章　で学んだこと

☑ 95%信頼区間
- ●推定の精度を示す指標
  確信の度合いが高いほど 95%信頼区間の幅は狭い
- ●次の○○に当てはまる値の範囲
  リスク差が○○だという仮説を考えたとき，有意水準両側 5%で「有意差なし」となる

☑ 95%信頼区間の範囲内の値
- ●有意水準両側 5%で有意差なし
- ●有意水準両側 5%という基準で，本当のリスク差であることが否定できない

☑ 信頼区間と統計的仮説検定
- ●信頼区間が 0 を含む　⇒　有意差なし
- ●信頼区間が 0 を含まない　⇒　有意差あり

6章

研究に必要なサンプルサイズ

何人集めて研究すればいいの？

第6章　研究に必要なサンプルサイズ

1　はじめに

まずは次の新聞記事を読んでみてください．

> **＜赤ちゃん＞生後10ヵ月でも同情心　○○大など実験**
>
> 　○○大，△△大などの研究グループは13日，1歳未満の赤ちゃんが，苦境に立つ弱者に対して同情の念を抱き，それを態度で示すことを実験で明らかにしたと発表した．従来，生後18ヵ月の幼児が痛みを訴える大人に同情を示したとの研究結果があるが，人間には生まれながらに思いやりの気持ちがある可能性を示す成果という．
>
> 　　　　　　　　　　　（中略）
>
> 　実験は，他者を認識して行動し始めるとされる生後10ヵ月の赤ちゃん40人を対象とした．四角（黄色）と丸（青色）が画面を動き回る動画を用意．赤ちゃんを2つのグループに分け，それぞれに（1）図形が互いに接触せずに動く（2）片方が片方を一方的に小突いて攻撃しているように動く――ものを見せた．（2）のグループは，四角が丸を攻撃するパターンと，丸が四角を攻撃するパターンに分けた．
>
> 　その後，赤ちゃんの前に，立方体（黄色）と球体（青色）のスポンジ状の立体二つを並べてどちらに手を伸ばすかを調べた．（1）のグループの赤ちゃんは，選んだ立体にほとんど差はなかった．一方，（2）のグループは8割の赤ちゃんが，自分が見た動画で攻撃されていた側の立体を選んだ．
>
> 　　　　　　　　　　　（後略）
>
> 　　　　有名全国紙（2013年6月某日）より抜粋（一部改変）

この研究はきっとランダム化研究です．もし仮に，赤ちゃん40人が（1）と（2）それぞれのグループに20人ずつ割り付けられたとすると，（2）のグループで攻撃されていた側の立体を選んだ割合は 16 / 20 ＝ 80％です．（1）のグループでは「ほとんど差はなかった」と書かれているので，差が縮まる方向に傾いたとして，11 / 20 ＝ 55％と想定してみましょう．

　これで計算してみると，リスク差は 16 / 20 － 11 / 20 ＝ 0.25（95％信頼区間：－0.03 ～ 0.53），両側 p 値は 8.0％です．有意水準両側 5％で**有意差なし**です．

　4章で，「医学的にはまったく何の意味もないような差であっても，人数が多いだけで『有意差あり』となってしまうことがあれば，医学的にはとても意味があるような差であっても，人数が少ないだけで『有意差なし』となってしまうこともある」と述べました．この研究では人数が少なかっただけなのかもしれません．

　では，本当に赤ちゃんが攻撃されていた側の立体を選ぶ傾向にあるのか，を検証するためには，何人の赤ちゃんを集めてランダム化研究を実施すればよいのでしょうか？

　この章では，研究に必要な人数についてお話しします．

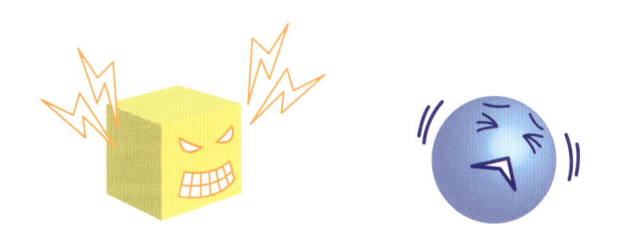

第6章 研究に必要なサンプルサイズ

2 医学的に意味のある差 vs. 有意差

まず，仮想的なランダム化研究の例を挙げて，「医学的にはまったく何の意味もないような差であっても，人数が多いだけで『有意差あり』となってしまう」状況と，「医学的には意味があるような差であっても，人数が少ないだけで『有意差なし』となってしまう」状況をみてみましょう．

差はなくても有意差あり

サザエさん症候群[1]に対して，カウンセリングを受けるか受けないかによって3ヵ月以内に症状が改善するかどうかを調べるランダム化臨床研究を行ったとします．そうしたら，2,000人の人が参加してくれて，次のような結果が得られました．

カウンセリング	症状 改善した	症状 改善しなかった	合計
受ける	350	650	1,000
受けない	300	700	1,000

リスク差を計算すると，350 / 1,000 − 300 / 1,000 = 0.05 です．このカウンセリングにはあまり意義がないように思いますね．しかし，統計的仮説検定（4章参照）をしてみると，両側p値 = 1.7%で「有意差あり」となります．95%信頼区間は 0.01 〜 0.09 でした．このように，医学的には意味がないような差であっても，人数が多いだけで「有意差あり」となってしまうことがあるのです．

---

[1] 日曜日の夕方，「サザエさん」を見た後，翌日からまた通学・仕事をしなければならないという現実に直面して憂鬱になり，体調不良や倦怠感を訴える症状．

差はあっても有意差なし

　今度は，同じくサザエさん症候群について，別のカウンセリングを受けるか受けないかによって3ヵ月以内に症状が改善するかどうかを調べるランダム化臨床研究を行ったとします．そうしたら，20人の人が参加してくれて，次のような結果が得られました．

カウンセリング	症状 改善した	症状 改善しなかった	合計
受ける	6	4	10
受けない	3	7	10

　リスク差を計算すると，6/10 − 3/10 = 0.30です．このカウンセリングには意義がある可能性を感じますね．しかし，統計的仮説検定をしてみると，両側p値 = 15.7%で「有意差なし」となります．95%信頼区間は−0.12〜0.72でした．このように，医学的には意味があるような差であっても，人数が少ないだけで「有意差なし」となってしまうことがあるのです．

問題は「研究に参加する人数」

　これまでにみてきたように，ただ漠然と人を集めてきて，ただ漠然と統計的仮説検定をするだけでは，「有意差」が「医学的に意味のある差」について何も言及していないことになってしまいます．統計的仮説検定をすることにあまり意義がなくなってしまうのです．
　問題は，研究に参加してくれる人数です．医学的に意味のある差があるか否かにかかわらず，人数が多いだけで有意差あり，人数が少ないだけで有意差なし，となってしまっているわけです．だったら，ただ漠然と人を集めてくるのではなくて，事前に，

Point
- 医学的に意味のある差があるときに有意差あり
- 医学的に意味のある差がないときに有意差なし
  ……となるように，研究に参加してもらう人数を決める

と，あらかじめ計算しておけばよいわけです．こうしてから研究を実施すれば，「有意差」が「医学的に意味のある差」に合致することになります．

このように，人数の多い少ないによって起こり得る問題を起こさないように，事前に計算して研究に参加してもらう人数を決めることを**サンプルサイズ設計**とか**症例数設計**と言うことがあります．

人数が多いと…	医学的な差 < 統計的な差
ちょうどいいところは…？	医学的な差 = 統計的な差
人数が少ないと…	医学的な差 > 統計的な差

第 6 章　研究に必要なサンプルサイズ

3 第一種の過誤と第二種の過誤

第一種の過誤

　さて，では，どのようにサンプルサイズ設計を行うか，ということですが……．その前に，もう一度，4 章から出している以下のランダム化臨床研究の例で，帰無仮説と有意水準をみていきましょう．

グループ	風　邪		合　計
	治った	治らなかった	
薬を飲む	70	30	100
薬を飲まない	60	40	100

　4 章でやったコンピュータシミュレーションの結果（左下の図）は，帰無仮説（リスク差 = 0）が正しいと仮定したときに，たまたまの偶然の影響によってリスク差が 0 にならないことがあることを示しています．これを，5 章では右下のイメージ図で表しました．このイメージ図の網かけ部分が，片側 p 値 = 2.5％に相当する部分です．つまり，データから計算されたリスク差が，この網かけ部分に相当する横軸の値になったら，有意水準片側 2.5％で「有意差あり」ということになります．このリスク差（横軸の値）は，今の場合，0.13 よりも大きい値となります．

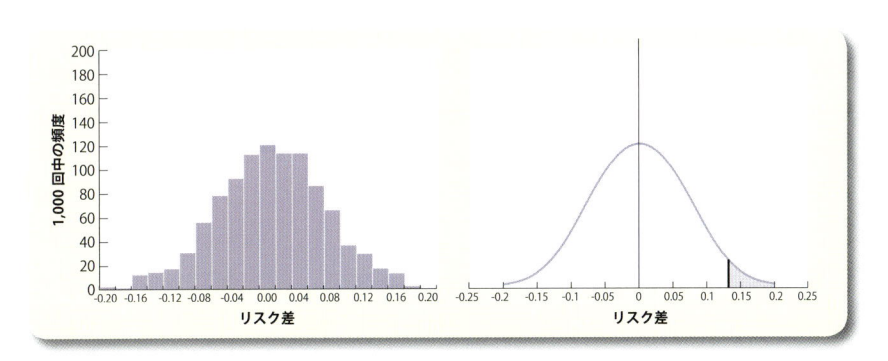

なので，p値の代わりに，この片側p値 = 2.5%に相当するリスク差の値を用いて，帰無仮説の統計的仮説検定について述べることもできます．今の場合，片側p値が2.5%よりも小さいかどうかを検討する代わりに，データから計算されたリスク差が0.13よりも大きいかどうかを検討すればよいことになります．

このp値に対応するリスク差の値（0.13）を用いると，帰無仮説の統計的仮説検定では，リスク差が0だと仮定したときに，データから推定されたリスク差が0.13よりも大きくなったら，有意水準片側2.5%で「有意差あり」となります．帰無仮説（リスク差 = 0）が間違っていると誤って判断してしまう可能性が2.5%あるということです．この可能性の低いことが本当に起こってしまったら，本当は差がないのに誤って差があると判断してしまうことになります．このように誤って判断してしまうことを**第一種の過誤**とか**αエラー**とか言ったりします．

Point
●**第一種の過誤（αエラー）**
　本当は差がないのに，誤って差があると判断してしまう間違い

有意水準を両側5%と定めることによって，第一種の過誤が起こる可能性を5%に抑えている，とも言えるわけです．

第二種の過誤

「比較するグループのリスクに違いが**ない**」という帰無仮説に対して，今度は，「比較するグループのリスクに違いが**ある**」という仮説を考えてみましょう．このような仮説を，帰無仮説に対して**対立仮説**と呼びます．

帰無仮説と対立仮説は2つで1セットです．帰無仮説が間違っていると判断するときには，同時に，対立仮説が間違っているとは言えない

100　第6章　研究に必要なサンプルサイズ

と判断することになります．逆に，帰無仮説が間違っているとは言えないと判断するときには，同時に，対立仮説が間違っていると判断することになります．

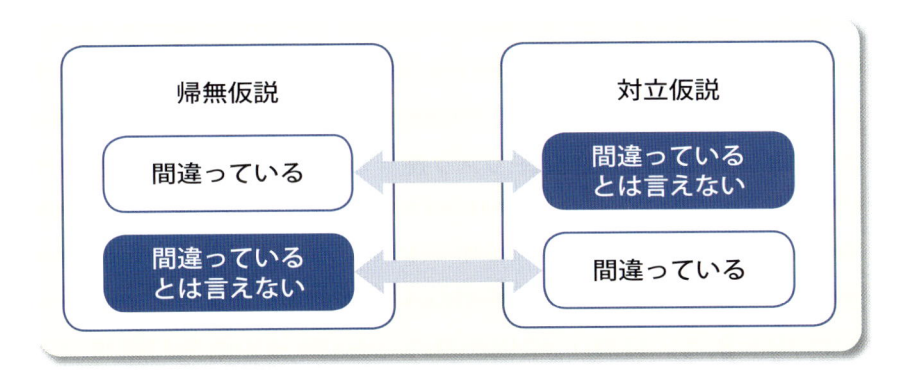

例えば，「リスク差 = 0.15」という対立仮説を考えてみましょう．これまでと同様に，対立仮説（リスク差 = 0.15）が正しいと仮定したときに，たまたまの偶然の影響によって，リスク差が 0.15 にならずにぶれてしまうことがあります．これをイメージ図で表すと，下のような図（実線の分布）になります．

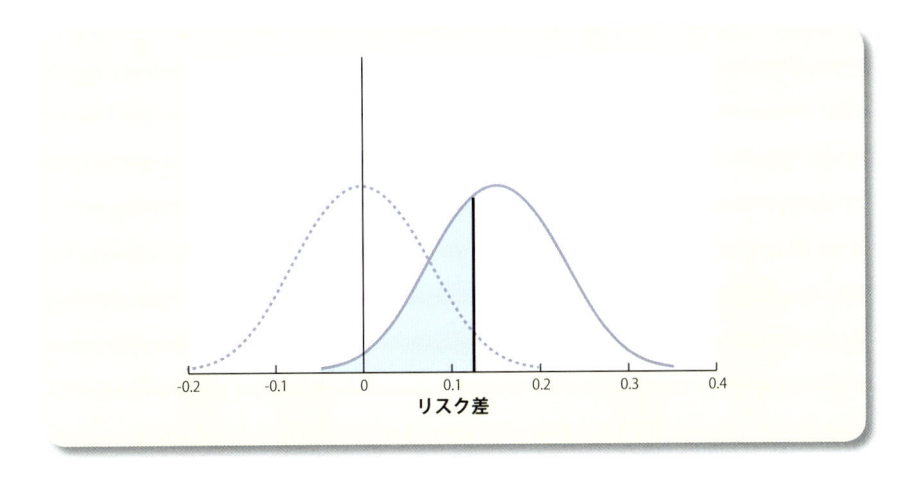

本当は帰無仮説（リスク差 = 0）が正しいのに，データから推定され

たリスク差が 0.13 よりも大きくなったら，帰無仮説の統計的仮説検定では，**帰無仮説（リスク差 ＝ 0）が間違っていると誤って判断してし**まうことになります．本当は差がないのに誤って差があると判断してしまった，つまり，第一種の過誤（αエラー）が起こったわけです．

では，**本当は対立仮説（リスク差 ＝ 0.15）が正しい**のに，データから推定されたリスク差が 0.13 以下になったらどうなるでしょう……．

帰無仮説の統計的仮説検定では，**帰無仮説（リスク差 ＝ 0）が間違っているとは言えない（対立仮説（リスク差 ＝ 0.15）が間違っている）と誤って判断**してしまうことになりますよね．本当は差があるのに誤って差があるとは言えないと判断してしまうことになります．このように誤って判断してしまうことを**第二種の過誤**とか**βエラー**とか言ったりします．

Point

●第二種の過誤（βエラー）
本当は差があるのに，誤って差があるとは言えないと判断してしまう間違い

前ページのイメージ図の，実線の分布における網かけ部分が，第二種の過誤が起こる可能性がどのくらいあるのかを表しています．計算すると，この可能性は 39.1％ となります．

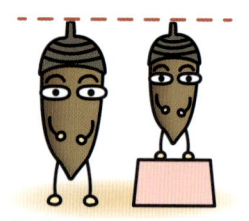

第一種の過誤（αエラー）
本当は差がない
誤って差があると判断

第二種の過誤（βエラー）
本当は差がある
誤って差があるとは言えないと判断

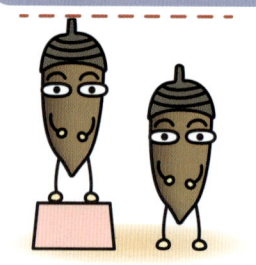

第6章 研究に必要なサンプルサイズ

4 サンプルサイズ設計の原理

人数によって変わる第二種の過誤

　4章の「⑤検定すればOKではない」（p. 73）で，研究に参加する人数が変わるとp値も変わることを述べました．ここでは，人数が変わると第二種の過誤が起こる可能性がどのように変わっていくのかをみてみましょう．

　4章と同じように，倍の400人（下の表）と比較することでみてみましょう．

グループ	風邪 治った	風邪 治らなかった	合　計
薬を飲む	70 × 2 = 140	30 × 2 = 60	100 × 2 = 200
薬を飲まない	60 × 2 = 120	40 × 2 = 80	100 × 2 = 200

　帰無仮説「リスク差 = 0」が正しいと考えたときには，次ページのイメージ図のような分布（破線の分布）が得られます．4章でも見たように，200人の場合よりも，400人の場合の方が，リスク差が0のあたりに集中しているのがわかりますね．片側p値 = 2.5%に相当するリスク差（横軸の値）は0.09になります．

　同様に，対立仮説「リスク差 = 0.15」が正しいと考えたときには，次ページのイメージ図のような分布（実線の分布）が得られます．第二種の過誤が起こる可能性（図の網かけ部分）は11.5%となります．

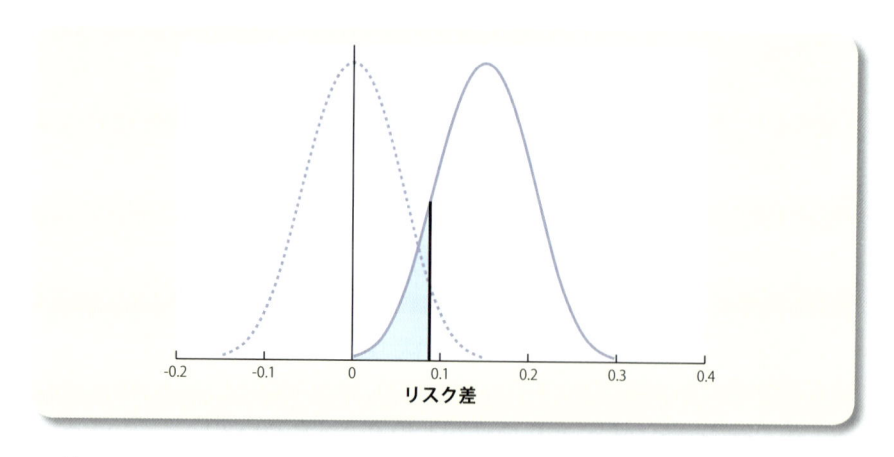

前の 200 人での第二種の過誤が起こる可能性が 39.1％でした．このことから，**人数が多いほど第二種の過誤が起こる可能性が減る**ことがわかりますね．

サンプルサイズ設計の考え方

少し整理してみましょう．

ここまでのところでは，帰無仮説を「リスク差 ＝ 0」，対立仮説を「リスク差 ＝ 0.15」として，有意水準を両側 5％（片側 2.5％）と定めていました．そして，研究に参加する人数が確定すると，第二種の過誤が起こる可能性をパーセントで計算できました．つまり，

- 帰無仮説
- 対立仮説
- 有意水準
- **研究に参加する人数**

の 4 つが確定すれば，**第二種の過誤が起こる可能性**が計算できることになるわけです．と，いうことは，「研究に参加する人数」と「第二種の過誤が起こる可能性」を入れ替えた，

- 帰無仮説
- 対立仮説
- 有意水準
- **第二種の過誤が起こる可能性**

の4つが確定すれば，計算上**研究に参加する人数**がわかることにもなるのです．

さらに，研究に参加する人数が多ければ多いほど，第二種の過誤が起こる可能性が小さくなっていくことがわかりました．なので，**第二種の過誤が起こる可能性を小さくしようとすればするほど，研究に参加してもらう人数を増やさなければならない**ことになります．そこで，有意水準で第一種の過誤が起こる可能性を規定したように，

> **Point**
> 第二種の過誤が起こる可能性がある程度以下になるように，研究に参加してもらう人数を決める

ということを考えます．これがサンプルサイズ設計の考え方です．

では，第二種の過誤が起こる可能性をどの程度まで許容するか，ということですが，これについても，有意水準を何％に定めるのかについての決まりがないように，決まりはありません．医学領域では，よく20％以下に定めています．また，第二種の過誤が起こる可能性の代わりに，**検出力**という言葉をよく用います．検出力というのは，

> **Point**
> 検出力 = 100％ − 第二種の過誤が起こる可能性（％）

のことです．第二種の過誤が「本当は差があるのに，誤って差があるとは言えないと判断してしまう間違い」だったので，検出力は，

> **ここに注目！ ●検出力**
> 本当に差があるときに，ちゃんと差があると判断できる可能性

を示すものだと言えます．第二種の過誤が起こる可能性を20%以下に抑える，ということは，検出力を80%以上にする，ということです．

サンプルサイズ設計の手順

では，実際にどのような手順でサンプルサイズ設計を行えばよいのでしょうか？

「②医学的に意味のある差 vs. 有意差」で示したサザエさん症候群の例でみていきましょう．カウンセリングを受けることによって3ヵ月以内に症状が改善する割合が高くなるかを調べるランダム化研究を実施することを考えます．

> **サンプルサイズ設計の手順①**
> コントロールグループの改善割合を設定する

過去の研究結果などにもとづいて設定することになります．ここでは，「②医学的に意味のある差 vs. 有意差」で示した2つの例で，コントロールグループ（カウンセリングを受けないグループ）の改善割合がともに30%だったので，30%と設定しておきましょう．

> **サンプルサイズ設計の手順②**
> 試験治療を受けるグループの改善割合を設定する

コントロールグループの改善割合をどのくらい上回ったらカウンセリングに意義があると言えるのか，を考えます．ここでは，カウンセリングを受けるグループの改善割合が60%なら（コントロールグループを

30％上回ったら），このカウンセリングに意義があると考えましょう．帰無仮説が「リスク差 = 0」，対立仮説が「リスク差 = 0.30」ということになりますね．

> **サンプルサイズ設計の手順③**
> 　　有意水準を設定する

医学領域でしばしば用いられる，両側5％としましょう．

> **サンプルサイズ設計の手順④**
> 　　検出力を設定する

医学領域で用いられることが多い，80％としましょう．

> **サンプルサイズ設計の手順⑤**
> 　　サンプルサイズを計算する

計算自体は専門家に任せましょう．どうしても計算式を知りたい人は，専門書を参照してください[2]．重要なことは，

> **ここに注目！　サンプルサイズを計算するためには……**
> - コントロールグループのイベント発生割合
> - 試験治療グループのイベント発生割合
> - 有意水準
> - 検出力
>
> の4つの情報が必要

ということです．

---

[2] 例えば，阿部貴行・佐藤裕史・岩崎学 著「医学論文のための統計手法の選び方・使い方」（東京図書）

実際に計算してみると，1グループあたり41.9……となります．検出力を80%以上（第二種の過誤が起こる可能性を20%以下）とするためには，各グループ42人以上（合計84人以上）の人に研究に参加してもらわないといけない，ということです．

　最後に，このカウンセリングが84人で有効であると確認できたとして，それよりもずっと多い人数で研究したらどうなるのか，考えてみましょう．
　例えば，200人の人でこの研究を実施するとしましょう．そうすると，200 − 84 = 116人のうちの約半分は，コントロールグループに割り付けられることになります．この人たちは，（平均的に）有効であることがわかっているカウンセリングを受ける機会を失ってしまうのです．この意味においても，研究に参加してもらう人数が多すぎてはいけないのです．

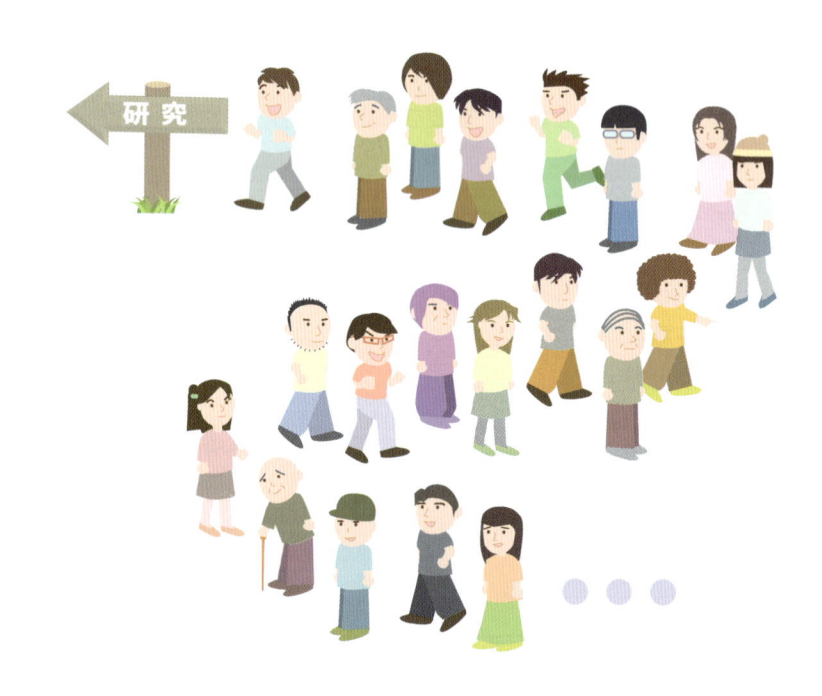

第6章 研究に必要なサンプルサイズ

5 何人の赤ちゃんが必要？

　さて，この章で述べてきたことをふまえた上で，もう一度「①はじめに」に挙げた新聞記事の内容をみてみましょう．

　赤ちゃんが攻撃されていた側の立体を選ぶ傾向にあるのかどうかに関する記事でしたが……．

　何人の赤ちゃんを集めて，(1) のグループ（図形が互いに接触せずに動くものを見たグループ）と (2) のグループ（片方が片方を一方的に小突いて攻撃しているように動くものを見たグループ）にランダム割り付けすればよいのか，考えてみましょう．

　まず，①(1) のグループが (2) のグループで攻撃されていた側の立体と同じ立体を選ぶ割合ですが……五分五分ということで50％としておきましょう．

　次に，②(2) のグループが攻撃されていた側の立体を選ぶ割合ですが……これは新聞記事の結果と同じ80％としておきましょう．

　それで，③有意水準を両側5％，④検出力を80％と設定すると，この研究に必要な赤ちゃんの数は，1グループあたり38.4……と計算されます．つまり，「本当に赤ちゃんが攻撃されていた側の立体を選ぶ傾向にあるのか」を検証するためには，各グループ39人以上（合計78人以上）の赤ちゃんを集めてこないといけないことになります．

　実際の臨床試験では，現実問題として，集めることができる最大の人数が決まっていたりします．研究に必要なサンプルサイズを計算した結果，それが，もし実際に集められる最大の人数を超えてしまったら……．このようなことは結構起こるのです．

第6章　で学んだこと

☑ サンプルサイズ設計の重要性
- 医学的に意味のある差があるときに有意差あり
- 医学的に意味のある差がないときに有意差なし

　　……となるように，研究に参加してもらう人数を決める

☑ 第一種の過誤と第二種の過誤
- 第一種の過誤（αエラー）

　本当は差がないのに，誤って差があると判断してしまう間違い
- 第二種の過誤（βエラー）

　本当は差があるのに，誤って差があるとは言えないと判断してしまう間違い

☑ サンプルサイズ設計の考え方
- 検出力がある程度以上となるように，研究に参加してもらう人数を決める

　検出力 ＝ 100％ － 第二種の過誤が起こる可能性（％）

☑ サンプルサイズ設計に必要な情報
- コントロールグループのイベント発生割合
- 試験治療グループのイベント発生割合
- 有意水準
- 検出力

7章

平均値の比較

平均値を計算すればいいってもんじゃない

第 7 章　平均値の比較

1　はじめに

まずは次の新聞記事を読んでみてください．

> **大学生の 4 人に 1 人，「平均」理解せず**
> **数学力調査，中央値などと誤解　論理的思考力乏しく**
>
> 　大学生の 4 人に 1 人は「平均」の意味を正しく理解していない——．
>
> 　数学者でつくる社団法人「日本数学会」（東京）が大学生約 6,000 人を対象に行った初の数学力テストで，基礎知識や論理的思考力が乏しい学生が多数いることが 24 日，分かった．
>
> （中略）
>
> 　昨年 4 ～ 7 月，国公私立大 48 校で，新入生を中心に統計や論理，代数など 5 分野から小中高校で習う基本問題を出題．所属学部やベネッセコーポレーションが算出した入試難易度などと合わせて分析した．
>
> 　理工系の学生が約 4 割を占めた．
>
> 　小 6 で学ぶ平均の定義と性質を尋ねた問題の正答率は 76.0％．
>
> （中略）
>
> 　中央値や最頻値との誤解が目立ち，理工系学部でも 18.0％が不正解だった．
>
> （後略）
>
> 有名全国紙（2012 年 2 月某日）より抜粋（一部改変）

大学生の 4 人に 1 人は平均値を理解していない……．これは由々しき事態です．それに，平均値を理解していたとしても，平均値の比較については誤解している人も少なからずいるように思います．

　そんなわけで，この章では，平均値とその比較についてお話しします．

　この新聞記事にある数学力テストで平均値に関して出された問題は，この章の最後に掲載しておきます．

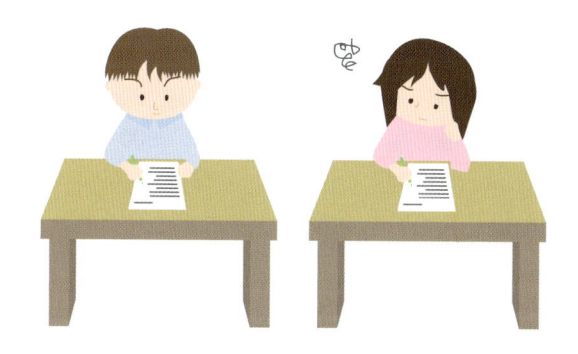

第 7 章　平均値の比較

2　平均値と中央値

平均値と中央値の計算

　はじめに，平均値と中央値をどのように計算するのかについて，年収の仮想的な例を出してお話しします．
　A～Iさんの9人の年収が以下の通りだったとします．

	A	B	C	D	E	F	G	H	I
年収（万円）	400	500	500	600	600	600	700	700	800

　横軸を年収，縦軸を人数としてグラフ表示すると次のようになります．

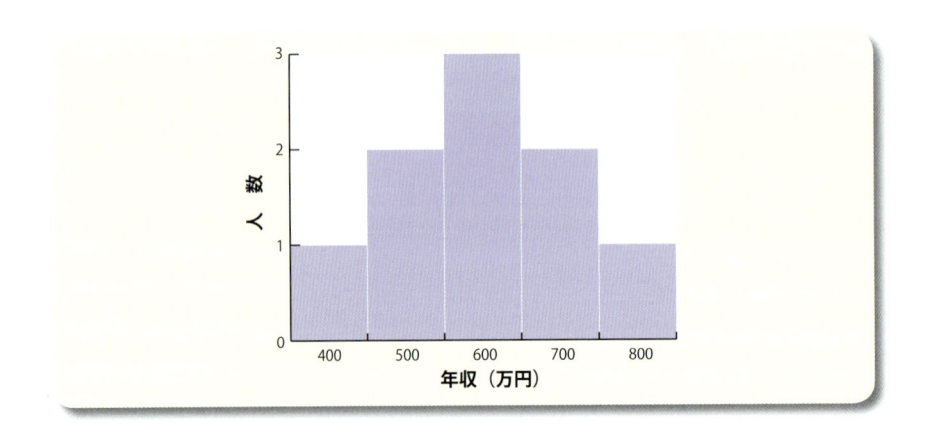

　このグラフを見ると，年収600万円の人が3人で一番多くなっています．このように，人数が最も多いところの値を**最頻値**と呼びます．
　では，この9人の年収の平均値と中央値を計算してみましょう．
　平均値は，9人の年収を全部足して，それを人数（9人）で割ればよいのです．つまり，

$$\text{平均値} = \frac{400 + 500 + 500 + 600 + 600 + 600 + 700 + 700 + 800}{9} \text{（万円）}$$

で計算できます．計算すると，平均値 = 600（万円）となります．問題ないですよね．

中央値は，年収を少ない順あるいは多い順に並べたときのちょうど真ん中にくる値のことです．9 人の真ん中は 5 番目なので，中央値は，年収が少ない（多い）方から 5 番目の 600（万円）となります．

> **Point**
> ●平均値
> すべてのデータの値を足したものをデータの数で割った値
> ●中央値
> データを小さい順（大きい順）に並べたときの真ん中の順番になったデータの値

$$\underset{\text{データの個数}}{\underline{\overset{\text{すべてのデータ}}{400 + 500 + 500 + 600 + 600 + 600 + 700 + 700 + 800}}{9}} = \text{平均値}$$

→→→→ 順番にならべる →→→→

1	2	3	4	5	6	7	8	9
400	500	500	600	**600**	600	700	700	800

↑ 中央値

分布の偏り

さて，ここで，さきほどの 9 人に IT 企業の社長の J さんが加わったとしましょう．J さんの年収は 4,600 万円です．J さんを加えた 10 人の年収をグラフ表示すると次のようになります．

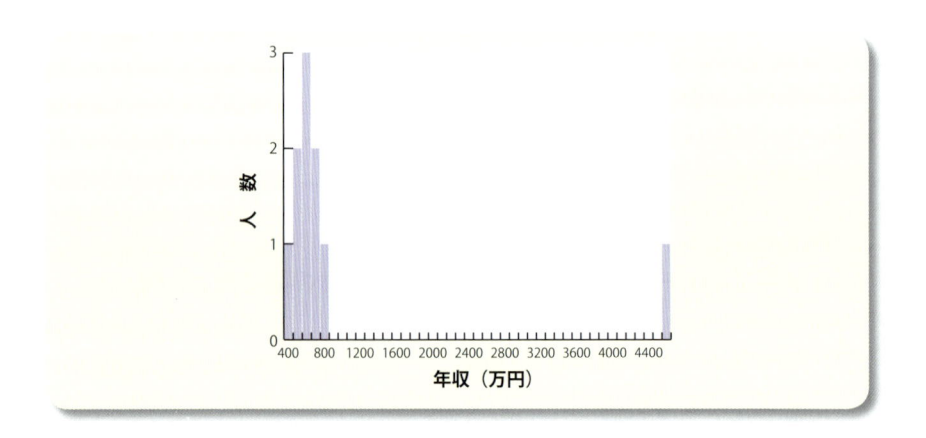

さきほどの J さんがいない 9 人と比べると，パッと見，様子が違いますね．J さんが加わったことにより，年収の分布が偏ってしまいました．

J さんを加えた 10 人の年収の平均値は，

$$平均値 = \frac{400 + 500 + 500 + 600 + 600 + 600 + 700 + 700 + 800 + 4600}{10} (万円)$$

で，計算すると 1,000 万円になります．えっ，平均年収 1,000 万円 !? などと驚く前に少しよくみてみましょう．年収が 1,000 万円を超えているのは J さんただ 1 人です．他の 9 人の年収は 400〜800 万円の間で，1,000 万円を下回っています．これでは，平均値がこの 10 人の年収を代表する値としていかがなものか……と思ってしまいますよね．**平均値を求めればそれでよいということはない**のです．

では，中央値はどうでしょう．人数が 10 人なので，年収を少ない（多い）順に並べたときに真ん中にくるのは，5 番目と 6 番目の人です．2 人い

るので，この 2 人の年収を足して 2 で割ったものが中央値になります．
5 番目の人も 6 番目の人も年収が 600 万円なので，中央値は，

$$中央値 = \frac{600 + 600}{2} (万円)$$

で，600 万円になります．最初の 9 人のときと同じ値です．とびぬけて年収の多い人が 1 人加わっただけなので，年収を代表する値としては，9 人のときも 10 人のときもそんなに変わらない方がよいような気がしますよね．したがって，

> **Point**
> データの分布に偏りがある場合，平均値よりも中央値の方が適切に分布を代表する値を示す

のです．逆に言うと，**平均値と中央値の値がかけ離れている場合には，データの分布に偏りがあると考えられる**のです．特に，ここで示した例のように，平均値の方が中央値よりも大きいときには，とても大きな値をとる少数のデータがあると考えられます．逆に，平均値の方が中央値よりも小さいときには，とても小さな値をとる少数のデータがあると考えられるのです．

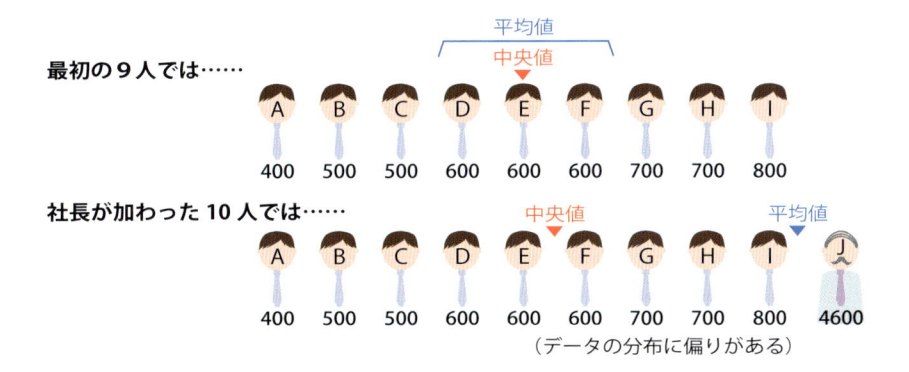

最初の 9 人では……

	A	B	C	D	E	F	G	H	I
	400	500	500	600	600	600	700	700	800

平均値／中央値 ▼（E）／平均値の範囲は D〜F

社長が加わった 10 人では……

	A	B	C	D	E	F	G	H	I	J
	400	500	500	600	600	600	700	700	800	4600

中央値 ▼（E と F の間）　平均値 ▼（I のあたり）

（データの分布に偏りがある）

第 7 章　平均値の比較

3 ばらつきの指標

> **標準偏差**

　ここから，テストの点数の仮想例を使って「標準偏差」なるものについてお話しします．

　1 学年 200 人の中学校で英語と数学のテストをしたとします．平均点は英語 60.3 点（中央値 60 点），数学 59.9 点（中央値 61 点）でした．5 点刻みで集計すると，最頻値はどちらも 55〜59 点です．K さんの点数は，両科目とも同じで 86 点でした．さて，英語と数学，K さんにとって嬉しいのはどちらでしょうか？

　平均点や中央値からの微妙な差についてあれこれ言ったところで面白くないですよね．知りたいことは，全体から見た自分の位置です．でも，それは平均点や中央値からだけではわかりません．平均値や中央値を計算するだけでは不十分なのです．

　では，200 人の点数がどのように分布しているのかを見てみましょう．左下のグラフが英語の点数の分布で，右下のグラフが数学の点数の分布です．

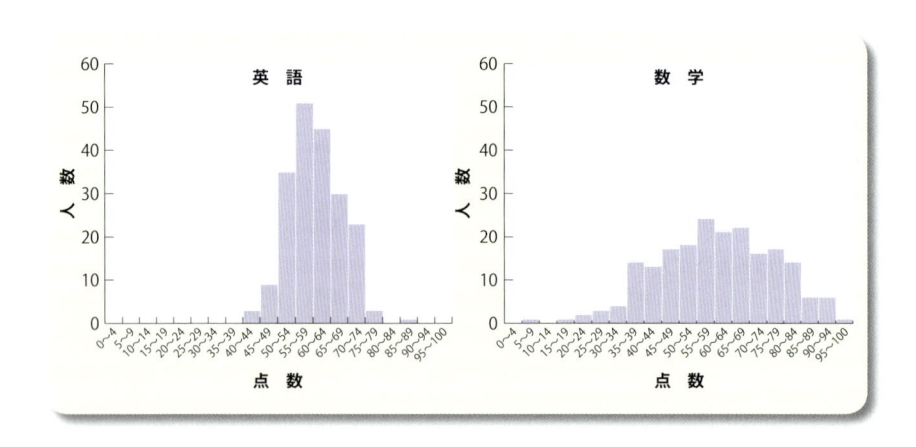

このグラフを見れば一目瞭然ですね．Kさんは両科目とも86点でしたので，英語はトップ，唯一の80点以上です．このことからもわかるように，

> **ここに注目！** まずはデータの分布を見ることが重要

なのです．データの分布を見た上で，平均値や中央値といった値を見ると，より情報が増えますね．

でも，平均値や中央値だけでは，英語と数学の点数の分布の特徴的な違いを数値で表しきれていません．英語のテストと数学のテストでは，平均値，中央値を見ると似たような値でしたが，明らかに点数のばらつき具合が違っていますよね．これを示す指標が**標準偏差**なのです．

Point
- **標準偏差**
  データのばらつきを示す指標

コンピュータに計算を任せると，標準偏差は，英語のテストで7.6，数学のテストで16.7となります．値が小さいほどばらつきが小さいことを表していることがわかりますね．でも，数値自体が何なのか……と思うかもしれません．目安としては，

Point
- 得られたデータのおよそ 2 / 3 は……
  「平均値 ± 標準偏差」の間にある
- 得られたデータのおよそ 95%は……
  「平均値 ± 2×標準偏差」の間にある

ということになります．英語と数学のテストで計算してみると，

	平均値 ± 標準偏差	平均値 ± 2 × 標準偏差
英　語	52.7 ～ 67.9	45.1 ～ 75.5
数　学	43.2 ～ 76.6	26.5 ～ 93.3

となります．それぞれの点数の分布と照らし合わせてみると，なるほど確かに，と思えるのではないでしょうか．

　余談ですが……．中学生や高校生のときに悩まされた（？）「偏差値」は，以下のように，平均値と標準偏差から計算されます．

点　数	偏差値
平均値 + 2 × 標準偏差	70
平均値 + 標準偏差	60
平均値	50
平均値 − 標準偏差	40
平均値 − 2 × 標準偏差	30

　先ほどの例では，英語のテストの平均点は 60.3 点で標準偏差は 7.6，数学のテストの平均点は 59.9 点で標準偏差は 16.7 でした．英語のテストだったら，

$$60.3 + 2 \times 7.6 = 75.5$$

だから，76 点取れば偏差値 70 以上だけど，数学のテストだったら，

$$59.9 + 2 \times 16.7 = 93.3$$

だから，94 点取らないと偏差値 70 以上にはならないということですね．

パーセント点

今度は，「2 平均値と中央値」で例示したA〜Iさんの9人の年収のデータとJさんも加えた10人の年収のデータで，標準偏差を計算してみましょう．すると，

	標準偏差（万円）	平均値 ± 標準偏差（万円）
A〜Iさんの9人	122	478〜722
A〜Jさんの10人	1,270	−270〜2,270

となります．A〜Iさんの9人ではそれなりに妥当な数値が計算されたように思いますが，A〜Jさんの10人についてはどうでしょう？「平均値 ± 標準偏差」の間にJさん以外の9人の年収が含まれているし，そもそも年収を考えているのにマイナスの値が出てくること自体おかしいですよね．ということは，

> **Point**
> データの分布に偏りがある場合，標準偏差も分布を代表する値としてあまり適切ではない

ことになります．

データの分布に偏りがある場合に，標準偏差の代わりとなるような指標として，**パーセント点**という指標があります．データを小さい順に並べたときの真ん中の順番（50％番目）になったデータの値を中央値と言いました．この中央値をパーセント点という言葉を使って表すと，50パーセント点ということができます．つまり，

> **Point**
> ●○○パーセント点
> データを小さい順に並べたときの○○％番目になったデータの値

がパーセント点です．よく 25 パーセント点と 75 パーセント点が使われます．中央値も含めて 25, 50, 75％番目の値を求めると，ちょうどデータを 4 分割することになるので，25 パーセント点と 75 パーセント点の値の間の範囲を**四分位範囲**と呼ぶことがあります．25％番目の値と 75％番目の値の間の範囲なので，全データの 50％が四分位範囲に含まれることになります．

A〜Jさんの 10 人の年収では，四分位範囲は 500〜700（万円）[1] になります．

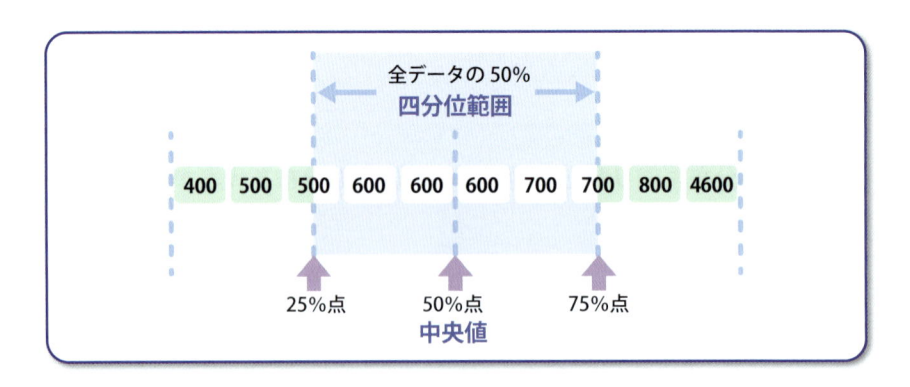

```
         全データの 50%
         ←―四分位範囲―→

 400  500  500  600  600  600  700  700  800  4600
            ↑          ↑          ↑
          25%点       50%点      75%点
                     中央値
```

---

[1] パーセント点にはいくつかの定義があります．他の定義を用いると異なる値となります．

第 7 章　平均値の比較

4 平均値の比較

6 章までは，2 グループ間のリスクを比較することについて話をしてきました．2 グループ間の平均値の比較も，6 章までと同様に考えることができるのですが，ちょっと注意しなければならないことがあります．

平均値の差に意味がある？

2 グループ間の平均値を比較することに意味がある場合とない場合について，仮想的なランダム化研究の例を挙げてみてみましょう．

糖尿病の患者さんに対して，麦飯食が血糖値を下げるかどうかを調べるために，コントロールグループを普通の白米食としてランダム化研究を行ったとします．評価は「研究開始後半年後の空腹時血糖値－研究開始時の空腹時血糖値」で行いました．次のイメージ図のような結果が得られたとします．

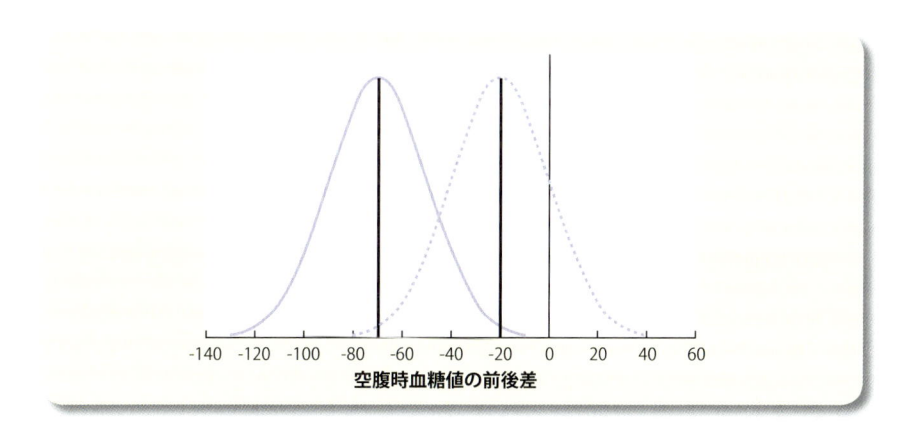

横軸は空腹時血糖値の前後差を示し，縦軸は人数を示しています．実線の分布は麦飯食グループの分布で，破線の分布はコントロールグループの分布です．縦線は平均値を表しています．

空腹時血糖値の前後差の平均値は，麦飯食グループで−70 mg，コントロールグループで−20 mg でした．

平均値の差は，−70−(−20) = −50 mg になりますね．

さて，ここで問題です．この平均値の差を見ることには意味があるでしょうか？

麦飯食グループもコントロールグループも分布に偏りがありません．なので，平均値は分布を代表する値として適切ですね．この場合，**平均値の差は 2 つのグループの分布の位置の違いを表している**と言えます．平均値の差を見ることには意味がありますね．

では，次のイメージ図のような結果が得られたとしたら，どうでしょう？

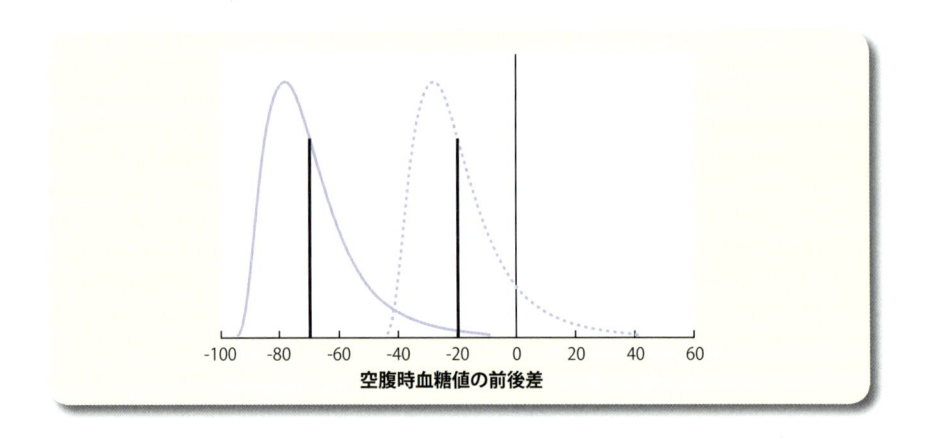

空腹時血糖値の前後差の平均値は，先ほどと同じで，麦飯食グループ−70 mg，コントロールグループ−20 mg です．しかし，分布が両方とも偏っています．データの分布に偏りがある場合，平均値は分布を代表する値としてあまり適切ではない，ということでしたが……．

最初の例では，分布に偏りがなくて平均値の差が 2 つのグループの分布の位置の違いを表していると言えました．今の例では，それぞれの

グループの分布は偏っているけれども,やっぱり**平均値の差が2つのグループの分布の位置の違いを表している**と言えますよね.分布が偏っていたとしても,その形が似ていれば,平均値の差を見ることには意味があるのです.

最後に,次のイメージ図のような結果が得られた場合を考えてみましょう.

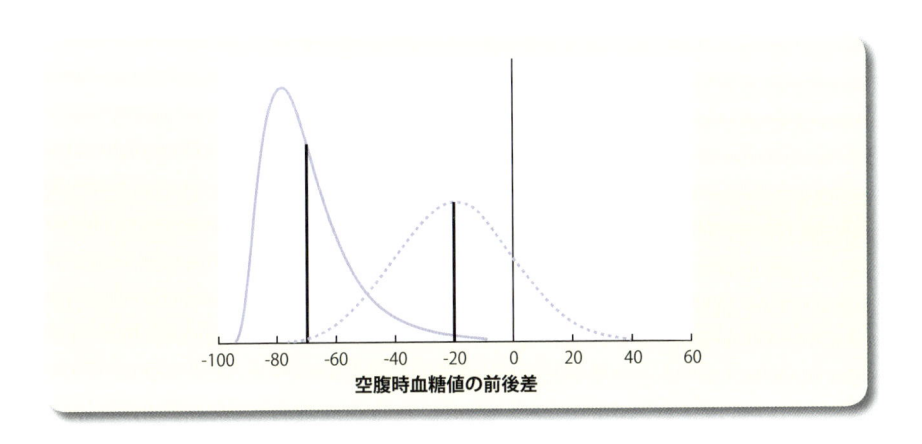

これまでの2つと同様に,平均値は,麦飯食グループ −70 mg,コントロールグループ −20 mg です.が,しかし,分布の形が2つのグループで大きく異なっています.このような場合に平均値の差が何を意味するかと言うと…….よくわからないですね.平均値の差を見ることにはあまり意味がないと言えます.

結論としては,

> **ここに注目!**
> ● 平均値の差を見ることに意味があるのは……
>   **比較する2つのグループの分布の形が似ているとき**
> ● 平均値の差を見ることに意味がないのは……
>   **比較する2つのグループの分布の形が大きく異なるとき**

ということになります.たとえ分布が偏っていたとしても,形が似ていれば平均値の差を見ることに意味があるのです.

サンプルサイズ設計[2]

　この章で初めて登場した「ばらつきの指標」……．6 章までは出てきませんでした．これは，実は，イベント発生割合とサンプルサイズがわかると，自動的に標準偏差がわかるからなのです．

　ところが，平均値についてはそうはいきません．平均値とサンプルサイズがわかっても，標準偏差はわかりません．「③ ばらつきの指標」で見たように，平均値と人数が同じでも，英語のテストと数学のテストで標準偏差は異なっていました．

　このことからも想像できるように，平均値の差を比較するときに，

> **ここに注目！** 研究に必要なサンプルサイズを計算するためには……
> - コントロールグループの平均値
> - 試験治療グループの平均値
> - **標準偏差**
> - 有意水準
> - 検出力
>
> の 5 つの情報が必要

になります．イベント発生割合を比較するときの 4 つ

- コントロールグループのイベント発生割合
- 試験治療グループのイベント発生割合
- 有意水準
- 検出力

では情報不足で，研究に必要なサンプルサイズを計算できないのです．

---

[2] 6 章をとばした人は，ここもとばしてください．

第 7 章　平均値の比較

5　数学力テストの問題

　さて，この章で述べてきたことをふまえた上で，「1 はじめに」に挙げた新聞記事にある数学力テストの問題を見てみましょう．

> ある中学校の 3 年生の生徒 100 人の身長を測り，その平均を計算すると 163.500 cm になりました．この結果から確実に正しいと言えることには○を，そうでないものには×を記入してください．
> (1) 身長が 163.5 cm よりも高い生徒と低い生徒は，それぞれ 50 人ずついる．
> (2) 100 人の生徒全員の身長をたすと，
> 　　163.500 cm × 100 = 16350.0 cm になる．
> (3) 身長を 10 cm ごとに「130 cm 以上で 140 cm 未満の生徒」「140 cm 以上で 150 cm 未満の生徒」……というように区分けすると，「160 cm 以上で 170 cm 未満の生徒」が最も多い．
>
> 　　　　　　　　　　　　　　　　　　　　　　　（一部改変）

　まず (1) ですが，これは，中央値が 163.5 cm かどうか，ということです．身長の分布に偏りがなくて，身長が 163.5 cm ちょうどの人がいない場合は正しいですが，身長の分布が偏っていないとは言い切れないし，身長 163.5 cm の人がいないとも言い切れません．したがって，×です．
　(2) は，平均値がすべてのデータの値を足したものをデータの数で割った値で，今の場合，16350.0 cm / 100 が平均値となるので正しいですね．○です．
　最後に (3) ですが，これは，最頻値が「160 cm 以上で 170 cm 未満」かどうか，ということです．(1) と同じで，身長の分布が偏っていないとは言い切れません．最頻値が「140 cm 以上で 150 cm 未満」だったとしても，とても背の高い生徒が数人いれば，平均値が 163.500 cm

になることはあり得ます．したがって，**×**です．

　ここでは平均身長を「163.500 cm」としていますが，オリジナルの問題では「163.5 cm」となっていました．このことが原因で，この問題，ネットでちょっと話題になっていました．どういうことかというと……．平均身長を算出したときに四捨五入していたとしたら，100 人の生徒全員の身長をたすと 16348.2 cm かもしれないし，16353.4 cm かもしれないということです．だとしたら，**(2)** が確実に正しいとは言えないでしょ，というわけです．

　理工系学部でも 18.0%の人が不正解……．これが原因で理解していないと分類されてしまったのかどうかは不明ですが，問題を作るのって難しいですね．

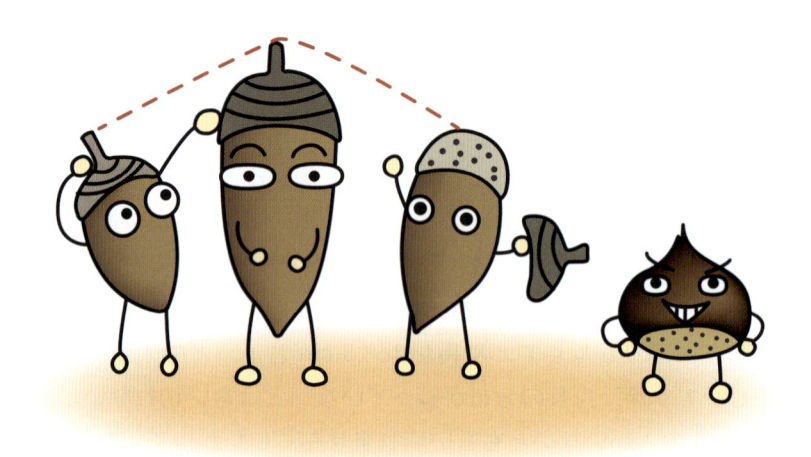

第 7 章　で学んだこと

- ☑ **まずはデータの分布を見ることが重要！**

- ☑ **平均値と中央値**
  - データの分布に偏りがある場合，中央値の方が分布を代表する値として適切

- ☑ **標準偏差**
  - データのばらつきを示す指標
  - データの分布に偏りがある場合，分布を代表する値としてあまり適切でない

- ☑ **○○パーセント点**
  - データを小さい順に並べたときの○○％番目になったデータの値

- ☑ **平均値の差の比較**
  - 比較する2つのグループの分布の形が大きく異なるときには意味がない
  - サンプルサイズ設計には，標準偏差の情報も必要

8章

観察研究デザイン

どうやってデータを集めたかが大事

第8章　観察研究デザイン

1 はじめに

まずは次の記事を読んでみてください．

> **「タバコを吸うと肺がんになる」論のからくりを明かす**
> ◆ "タバコを吸うと肺がんになる" は大ウソ！
>
> 　国内で禁煙運動が始まった1990年頃の男性について見ると，喫煙者の数は約3,000万人．一方，肺がん死の数は5万人にも満たない．喫煙者のうちの肺がん死率は0.1％程度なのです．
>
> 　長期的な喫煙と肺がんの関係性を示すには本来，喫煙者全体で見なければいけません．しかし，タバコ有害論者たちは，0.1％の肺がん死した喫煙者にばかり注目し，肺がん死していない大半の喫煙者は無視しています．
>
> 　また，現在の喫煙者率は20％程度ですが，肺がん死の割合は7～8％．つまり約8万人へと増加しています．さらに女性については，喫煙率が10％台と大きく変動していないのに，肺がんはここ40年で5倍に増えています．
>
> 　つまり，喫煙が肺がんの原因だとはいえないのです．喫煙によって肺がんになることを証明したデータは存在しません．逆に，喫煙者のほうが非喫煙者より自殺者が少ないというデータや，喫煙者のほうが風邪をひきにくいという統計データがあるほど．私の調査では，喫煙者のほうが非喫煙者よりも「やや長寿」とさえいえます．
>
> 有名週刊誌公式サイト（2013年5月某日）より抜粋（一部改変）

「たばこを吸うと肺がんになる可能性が高い」という，一般常識とは言わないまでも，多くの人が思っているであろうことを覆すような記事です．

　人数で書いてみたり割合で書いてみたりしていてよくわからないところもあるのですが……．要するに，男性では，喫煙者の割合は減っているのに肺がん死の割合が増えている．女性では，喫煙者の割合は変わらないのに肺がんになる人の割合が増えている．だから喫煙が肺がんの原因だとは言えない，ということなのでしょう．

　しかし，この記事に説得力があるとは思えません．『「タバコを吸うと肺がんになる」論のからくりを明かす』というタイトルですが，この記事にこそ「からくり」があるのです．そのからくりを見破るためには，どのようにデータを収集するか，の方法を示す**研究デザイン**を理解する必要があります．

　この章では，観察研究のデザインについてお話しします．

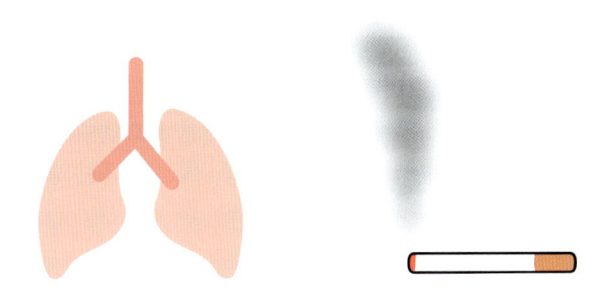

第8章 観察研究デザイン

2 観察研究とは？

介入研究と観察研究

　これまでは，主としてランダム化研究の話をしてきました．1章で述べたように，ランダム化研究では，例えば，対象者が薬を飲むか飲まないかをランダムに決める，という人為的操作をします．つまり，ある人には薬を飲むように介入し，他のある人には薬を飲まないように介入するのです．このように，

> **Point**
> 対象者に介入行為をして，その影響を調べる研究のことを
> **介入研究**

と言います．介入研究では，薬物を投与したり，手術をしたり，……といったように，主として治療の効果を調べます．

　それに対して，この章から主としてお話しする観察研究では，対象者に介入行為をしません．よって，

> **Point**
> 対象者に介入行為をしないで，その影響を調べる研究のことを
> **観察研究**

と言います．観察研究では，喫煙や飲酒といった，人為的操作のできないもの，つまり，介入できないものの影響を主として調べます．タバコを吸いたくない人にタバコを吸うように介入することなんてできません

よね．このように介入できないものを，しばしば**曝露**と呼びます．その要因がある（例えば喫煙ありの）人たちを曝露ありグループとか曝露群，その要因がない（例えば喫煙なしの）人たちを曝露なしグループとか非曝露群と呼ぶこともあります．

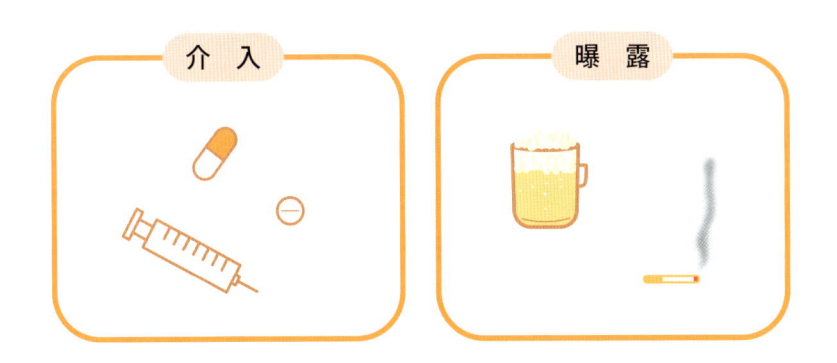

観察研究での因果関係の評価

前述のように，観察研究では，人為的操作のできないものの影響を主として調べます．よって，1章で述べた因果関係が調べられる条件のうち，「③調べたい要因（原因）が人為的に操作可能である」（p.15）が満たされないことになります．人為的に操作可能でないということは，ランダム割り付けできないということです．その結果として，「②調べたい要因（原因）以外のすべての条件がグループ間で等しい」も満たされないことになります．例えば，喫煙の影響を調べようとしたとき，喫煙ありグループと喫煙なしグループで，性別や年齢といったいろいろな要因が異なっている可能性が高いですよね．

Point
一般に，観察研究では単純に因果関係を調べることができない

のです．「単純に」とわざわざ言っているということは，単純ではない方法を使えば因果関係が調べることができるの？　と思うかもしれません．これについては 12 章で詳しく述べることにします．

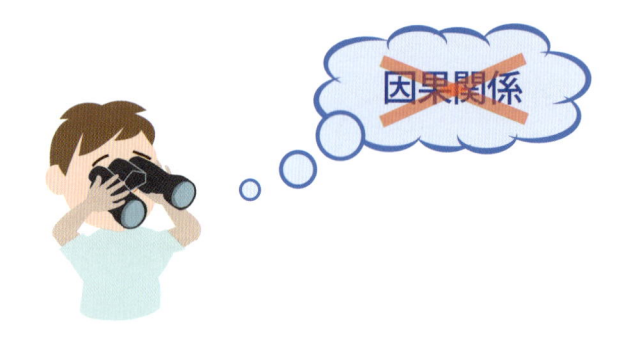

第8章 観察研究デザイン

3 横断研究と縦断研究

簡単で時間のかからない調査

飲酒と心疾患の間の関係を知りたいとしましょう．

最も簡単に時間をかけずにこの関係を調べようと思ったら，現在，飲酒の習慣のある人とない人を集めてきて，現在の心疾患の状況を調べればよいと思うかもしれません．そうすると，

- 現在飲酒の習慣が**あって**，現在心疾患に罹って**いる**人
- 現在飲酒の習慣が**あって**，現在心疾患に罹って**いない**人
- 現在飲酒の習慣が**なくて**，現在心疾患に罹って**いる**人
- 現在飲酒の習慣が**なくて**，現在心疾患に罹って**いない**人

の4パターンの人がいるはずです．この4パターンそれぞれの人数がデータとして得られることになります．集計したら次の表のようになったとしましょう．

飲酒	心疾患 あり	心疾患 なし	合計
あり	200	600	800
なし	120	1,080	1,200
合計	320	1,680	2,000

リスク差を計算してみると，

$$\frac{200}{800} - \frac{120}{1,200} = 0.15$$

となります．リスク比を計算してみると，

$$\frac{200}{800} \bigg/ \frac{120}{1{,}200} = 2.5$$

となります．

　これらの指標からだけで，「飲酒すると，飲酒しない場合に比べて，心疾患を発症する人が 100 人中 15 人増える」，「飲酒すると，飲酒しない場合に比べて，心疾患を発症する危険性が 2.5 倍増える」とは解釈できません．これはいいですよね．飲酒ありの人たちと飲酒なしの人たちで，きっと性別や年齢といったいろいろな要因が異なっているから，3 章で述べたように，効果の指標としては解釈できないのです．

　しかし，問題はそれだけではないのです……．

病気であることと病気になること

　現実的ではないけれども，もし仮に，飲酒ありの人たちと飲酒なしの人たちでいろいろな要因が完全に一致していたとしましょう．それでも因果関係は調べられないのです．リスク差やリスク比を効果の指標として解釈することはできないのです．なぜでしょうか？

　ここで調べているのは，飲酒の状況も心疾患の状況も，両方とも現在の状況です．

　きっと，心疾患になったから飲酒をやめた人がいるでしょう．このような人は（飲酒なし，心疾患あり）に含まれます．

　もしかすると，最近飲酒するようになった人がいるかもしれません．このような人は（飲酒あり，心疾患なし）に含まれることになります．

　それに，飲酒したことで心疾患に罹って死亡した人もいるはずです．現在死亡しているので，（飲酒あり，心疾患あり）には含まれません．もちろん，飲酒しないで心疾患に罹って死亡した人もいるでしょう．

　これでは，飲酒すると心疾患になりやすいかどうか，なんてわかるわけありませんよね．

飲酒すると心疾患になりやすいかどうか，のように，

> **ここに注目！** 原因と結果の間の関係を調べようとするときには，「現在病気で**ある**かどうか」を調べるのではなくて，「新たに病気に**なる**かどうか」を調べる

ことが重要なのです．「現在病気で**ある**」ことを**有病**と言い，「新たに病気に**なる**」ことを**発生**とか**発症**あるいは**罹患**と言います．

横断研究と縦断研究

現在の時点での飲酒の状況と心疾患の状況を調べるように，

> **Point**
> ある一時点で調査を行う研究を**横断研究**

と言います．これに対して，飲酒ありの人となしの人を集めてきて，何年間か追跡調査して心疾患が発生するかどうかを調べるように，

> **Point**
> 時間を追って調査を行う研究を**縦断研究**

と言います．

　これまでの話だと，いかにも横断研究が役立たずのように思えるかもしれませんが，必ずしもそういうわけではありません．例えば，どの国で肥満の割合が高いか，といった比較をしたいときには，横断研究が大いに役立ちます．
　縦断研究にはいくつかの方法があります．これから，そのうちの3つ

の方法を紹介します.

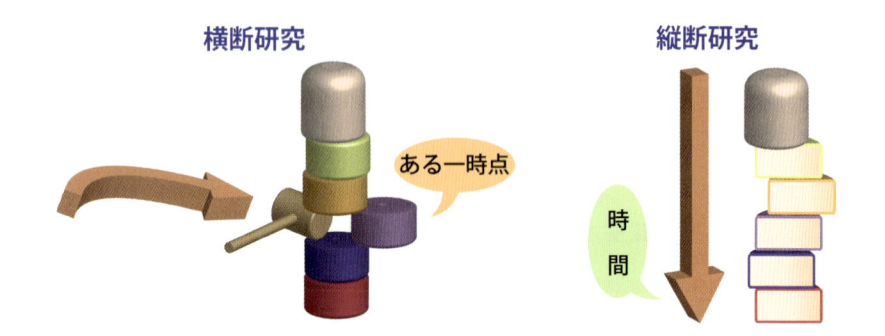

横断研究　　　　　縦断研究

ある一時点

時間

第8章 観察研究デザイン

4 前向き研究と後ろ向き研究

コホート研究

これまでにみたように，飲酒と心疾患の関係を調べるには，心疾患の有病ではなくて発生を調べなければなりません．そのための1つの方法として，まず，現在心疾患に罹っていなくて，将来心疾患を発症する可能性のある人を集めてくるという方法があります．このような人たちのことを**リスク集団**と言います．

> **Point**
> ●リスク集団
> ・現在，調べようとしている疾患にかかっていない人で，かつ，
> ・将来その疾患を発症する可能性のある人

このリスク集団を，飲酒ありグループと飲酒なしグループのように，原因となるものでグループ分けします．そして，数年間追跡調査して，その間に心疾患を発症したかしなかったか，というように，対象としているイベントが発生したかどうかを調べます．これが，**コホート研究**と呼ばれる方法です．現在から未来に向けてデータを収集しようというわけです．

コホート研究では，調べようとしている方向が原因（現在）から結果（未来）へと前向きになっていますよね．よって，コホート研究は，前向き研究の1つとして分類されます．

なんでコホート研究なんて呼ばれているかというと，古代ローマ軍で，コホートという言葉が兵隊の1つの編成単位として使われていたからです．平たく言ってしまえば，グループのことですね．

コホート研究

飲酒あり / 飲酒なし → 現在（原因）

これから調査

心疾患あり / 心疾患なし / 心疾患あり / 心疾患なし → 未来（結果）

時間の流れ

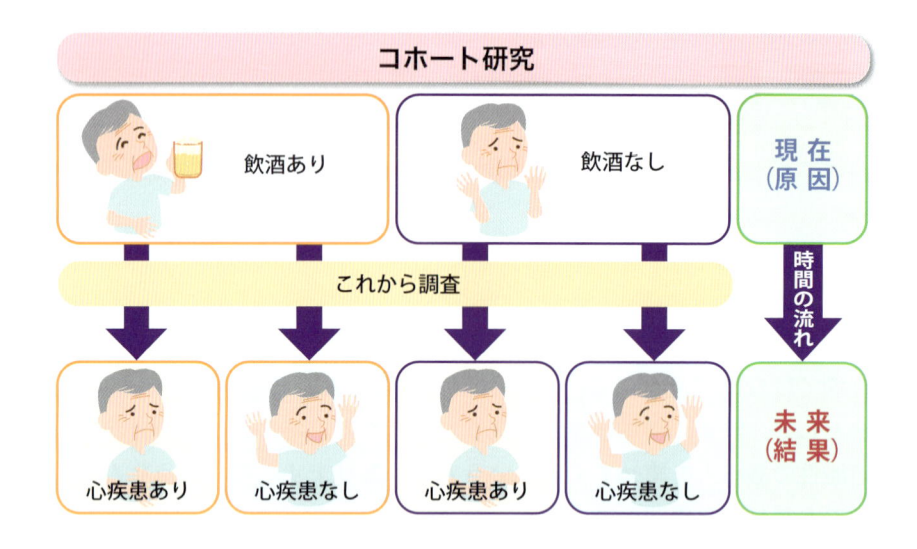

ケース・コントロール研究

　前向き研究があるということは，後ろ向き研究というのもあります．その代表的なものが**ケース・コントロール研究**です．

　ケース・コントロール研究では，はじめに，心疾患のように，対象としている疾患に罹っている人と罹っていない人を集めてきます．それから，飲酒の有無のように，原因となるものがあったかなかったかを，過去の資料やインタビューにもとづいて調べます．コホート研究とは違って，現在から過去に遡ってデータを収集しようというわけです．調べようとしている方向が結果（現在）から原因（過去）へと後ろ向きになっていますよね．

　なんでケース・コントロール研究なんて呼ばれているかというと，

Point
- 疾患に罹っている人たちのことを**ケース**
- 疾患に罹っていない人たちのことを**コントロール**

と言うからです．ここでのコントロールと，1章から用いているコントロールグループでは意味が違うので注意が必要です．

> **Point**
> ●**前向き研究におけるコントロール**
>   曝露のない人たち
> ●**後ろ向き研究におけるコントロール**
>   疾患に罹っていない人たち

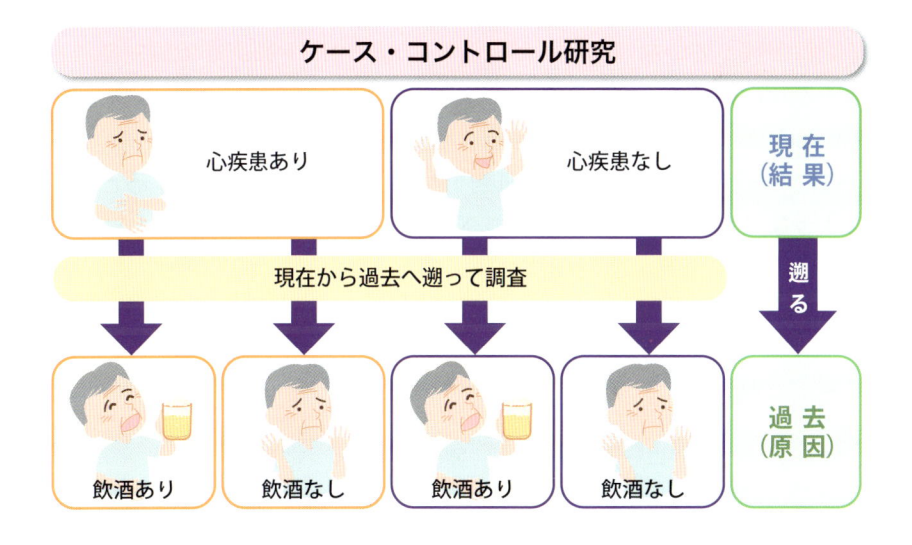

ケース・コントロール研究

心疾患あり　心疾患なし　現在（結果）

現在から過去へ遡って調査

飲酒あり　飲酒なし　飲酒あり　飲酒なし　過去（原因）

遡る

ヒストリカルコホート研究

　上述のコホート研究とケース・コントロール研究が，観察研究の代表的な研究デザインです．その他にも，観察研究にはいくつもの研究デザインがあります．ここでは，その中でも特に目にすることが多いであろう**ヒストリカルコホート研究**を紹介します．上述のコホート研究のことを，ヒストリカルコホート研究と区別するために，「前向きコホート研究」と呼ぶこともあります．

ヒストリカルコホート研究は，過去のある時点を研究開始時点とみなし，現在（まで）のイベント発生状況を調査するという方法です．調べようとしている方向が原因（過去）から結果（現在）へと前向きになっていますよね．だから，ヒストリカルコホート研究も前向き研究の1つとして分類されます．

　過去のある時点を研究開始時点とみなすので，曝露記録が残っているときのみ適用可能な研究デザインです．曝露がある場合については，将来何かしらの病気に罹る可能性が高いかもしれないので記録が残っているかもしれませんが，曝露がない場合については記録が残っていない可能性があります．曝露群に関する記録が残っていても，非曝露群に関する記録が残っていなければ，ヒストリカルコホート研究を実施することはできないのです．曝露群だけではなくて非曝露群に関する記録も残っているときに，はじめて適用可能な研究デザインなのです．

　ここで紹介した3つの観察研究デザインを模式的に図示すると，次のようなイメージになります．並べてみると，違いがよくわかりますね．

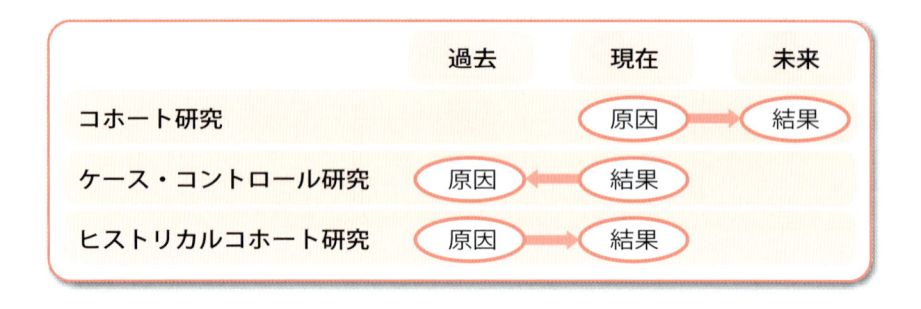

	過去	現在	未来
コホート研究		原因 →	結果
ケース・コントロール研究	原因 ←	結果	
ヒストリカルコホート研究	原因 →	結果	

第8章 観察研究デザイン

5 「タバコを吸うと肺がんになる」は大ウソ？

　さて，この章で述べてきたことをふまえた上で，もう一度「①はじめに」に挙げた新聞記事の内容をみてみましょう．

　『「タバコを吸うと肺がんになる」論のからくりを明かす』という記事にこそ「からくり」があるということでしたが……．

　1段落目に「1990年頃の男性について見ると，喫煙者の数は約3,000万人．一方，肺がん死の数は5万人にも満たない」とあります．喫煙者の数も肺がん死の数も，両方とも1990年頃，同じ時点です．3段落目には「現在の喫煙者率は20％程度ですが，肺がん死の割合は7〜8％」とあります．喫煙者率（割合の意味です）も肺がん死の割合も，両方とも現在，同じ時点です．

　「③横断研究と縦断研究」でみたように，これでは，喫煙が肺がん死の原因であるかないかについて何も言えないのです．肺がんになったからタバコをやめた人もいるでしょう．たまたま調査の数日前からタバコを吸い始めた人がいるかもしれません．また，30年前からタバコを吸っていて10年前に肺がん死してしまった人は，現在のデータには含まれません．

　これがこの記事のからくりです．もう見抜けますよね．観察研究では単純に因果関係を調べられないということもありますし，そもそも喫煙者と非喫煙者を比較しているわけではありません．

　タバコについてはいまだに多くの議論があります．「『たばこは有害だ』という結論が先にあり，それに結びつくデータしか採用していない」と主張している人もいるようです．これが真実かどうかは知りませんし，誰かの味方をする気も誰かと敵対する気もありませんが，データを都合の良いようにつまみあげることは，してはいけないことですよね．ある意味ねつ造です．

第8章 で学んだこと

☑ 介入研究と観察研究
- ● 介入研究
  対象者に介入行為をして，その影響を調べる研究
- ● 観察研究
  対象者に介入行為をしないで，その影響を調べる研究

☑ 横断研究と縦断研究
- ● 横断研究
  ある一時点で調査を行う研究
  「有病」を調査するので，原因と結果の間の関係はわからない
- ● 縦断研究
  時間を追って調査を行う研究
  「発生」を調査

☑ 観察研究の代表的なデザイン
- ● （前向き）コホート研究
  はじめに現在の曝露状況を調査して，これからイベント発生状況を（前向きに）調査
- ● ケース・コントロール研究
  はじめに現在のイベントの状況を調査して，過去に遡って（後ろ向きに）曝露状況を調査
- ● ヒストリカルコホート研究
  はじめに過去の曝露状況を調査して，現在までのイベント発生状況を（前向きに）調査

9章

『オッズ比』という指標

リスク差やリスク比じゃダメなの?

第9章 『オッズ比』という指標

1 はじめに

まずは次の記事を読んでみてください．

ブラジャーを毎日12時間以上着用すると，乳癌のリスクが21倍に増大（米研究）

（前略）

乳癌はブラジャーの着用と深い因果関係があると論じる研究者もアメリカにはいる．

（中略）

○○は，ブラジャーがリンパ系を締め付け，発癌性のある毒素が乳房内に滞留し乳癌を発症させるのではないかと考える．

（中略）

○○はこの仮説を検証してみるべく2年半にわたるリサーチを行っている．1991年5月から1993年11月までの期間，米国の5つの都市を訪問し，乳癌を患っている女性2,056人と乳癌と診断されたことがない女性2,674人の合計4,730人の女性たちからアンケートをとり，ブラジャーの使用状況について調査した．以下の表はその調査結果をまとめたものである．

ブラジャーの着用時間	乳癌罹患率
24時間	3 / 4
12時間以上，ただし就寝時は着用せず	1 / 7
12時間未満	1 / 152
全く／ほとんど着用せず	1 / 168

> 結果はブラの着用時間と乳癌に罹るリスクとの間に強い相関関係があることを示している．
>
> （後略）
>
> 世界の三面記事・オモ◯イドより抜粋（一部改変）

　すごい結果ですね．ブラジャーを1日24時間着用し続けたグループでは乳がんに罹るリスクがなんと3/4＝75％．ほとんど着用しないグループと比べると，（3/4）/（1/168）＝126倍です．

　でも……．この結果，怪しいんですよね．正しく結果が示されていないのではないかと疑ってしまいます．なんで疑うのでしょうか？

　それを理解するためには，もう少し深く観察研究デザインについて理解しておく必要があります．

　この章では，8章の観察研究デザインについてもう一歩踏み込んだ話をしつつ，「オッズ比」という指標についてお話しします．

第9章 『オッズ比』という指標

2 コホート研究 vs. ケース・コントロール研究

　はじめに，前章で挙げた代表的な観察研究デザインであるコホート研究とケース・コントロール研究の短所についてみてみましょう．

コホート研究の短所

　喫煙と肺がんの関係を知りたいとしましょう．
　この関係を調べるためにコホート研究をすることを考えてみましょう．
　はじめに，喫煙の有無でグループ分けします．数年間追跡調査をして，肺がんが発生したかどうかを調べます．と，すると，どのような集団を対象として調査をするのかにもよるので一概には言えませんが，ほとんどの人は肺がんになりません．全体で1%もいないでしょう．したがって，喫煙と肺がんの関係を調べるコホート研究をしようと思ったら，数千人では済まない規模で調査しなければならないことになります．これはとても大変なことです．お金も時間もかかります．これがコホート研究の1つの短所です．
　では，次に，喫煙と肺がんの関係を調べるためにケース・コントロール研究をすることを考えてみましょう．
　はじめに，肺がんに罹っている人（ケース）を集めてきます．肺がんに罹っていない人（コントロール）は，ケースの何万倍とかの人数ではなくて，ケースの人数に見合ったそれなりの人数を集めてきます．それで，喫煙歴を調べればよいことになります．よって，コホート研究ほど大規模に調査しなくてもよいことになりますね．喫煙歴を調べればよいので，何年間も追跡調査する必要もありません．コホート研究と比べたら，ケース・コントロール研究はお金もかからないし時間もかからない

のです．

　だったら，大変なコホート研究なんかやらないでケース・コントロール研究だけすればいいんじゃないの？　と思うかもしれません．でも，ケース・コントロール研究にも短所があるのです．

ケース・コントロール研究の短所

　今度は食習慣と胃がんの関係を知りたいとしましょう．

　コホート研究もケース・コントロール研究も，喫煙と肺がんの関係を調べるときと同様の方法で実施することになります．

　ここで，ケース・コントロール研究のデータ収集方法についてもう少しよくみてみましょう．胃がんに罹っている人（ケース）と胃がんに罹っていない人（コントロール）を集めてきて，これまでの食習慣について調べることになります．どうやってこれまでの食習慣を調べるか，ですが……．過去の資料（記録）やインタビューにもとづいて調べるしかありません．

　これまでの食習慣に関する記録がある人なんているでしょうか？

　ごく稀にはいるかもしれません．が，ほとんどの人にはそんな記録なんかありません．だからインタビューして調べることになります．でも，どれだけ野菜を摂って，どれだけ肉を食べ，魚を食べたかなんて，きちんと答えられる人はいますか？

　ほとんどの人は答えられませんよね．

　となると，曝露情報がどうしても不正確になりがちです．曝露情報が不正確だと，当然のことながら研究結果も不正確なものになりがちなのです．これがケース・コントロール研究の1つの短所です．一方で，コホート研究は，現在から研究を始めるので，曝露情報が不正確になる可能性が，ケース・コントロール研究よりは低くなりますよね．

　これまでのことから，コホート研究の短所はケース・コントロール研究で補えて，ケース・コントロール研究の短所はコホート研究で補えることがわかりますね．

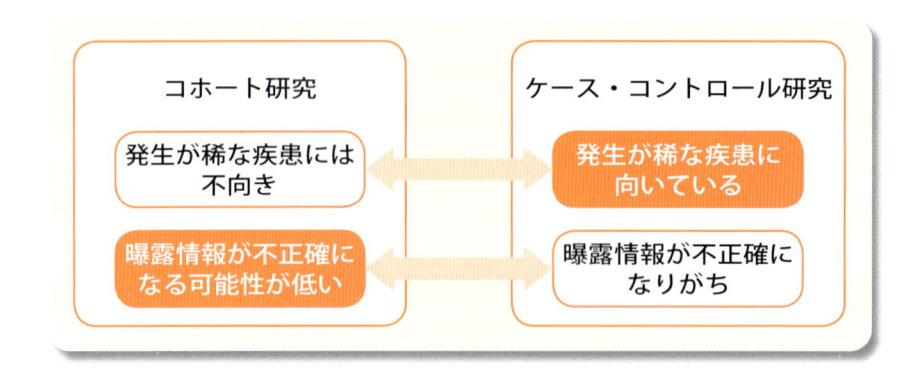

コホート研究	ケース・コントロール研究
発生が稀な疾患には不向き	発生が稀な疾患に向いている
曝露情報が不正確になる可能性が低い	曝露情報が不正確になりがち

　これから「オッズ比」という指標を紹介しつつ，ケース・コントロール研究のもう1つの短所について述べていきます．

第9章 『オッズ比』という指標

3 コホート研究におけるオッズ比

オッズ比の計算

　ある都市で，肺がん発生のリスクが高いと考えられる人を全員集めてきて，喫煙ありとなしのグループに分けて，5年間追跡調査したとします．その結果，次の表が得られたとしましょう．

喫　煙	肺がん あ　り	肺がん な　し	合　計
あ　り	800	9,200	10,000
な　し	400	9,600	10,000
合　計	1,200	18,800	20,000

　このデータを使ってオッズ比を計算しようというわけですが……．
　そもそもオッズ比は何かと言うと，曝露ありグループのオッズと曝露なしグループのオッズの比のことです．じゃあオッズは何かと言うと，コホート研究では，イベントが起きるリスクとイベントが起きないリスクの比として定義されます．

> **Point**
> コホート研究でのオッズ ＝ $\dfrac{\text{イベントが起きるリスク}}{\text{イベントが起きないリスク}}$

　今の場合，喫煙ありグループでは，イベントが起きるリスクが 800 / 10,000，イベントが起きないリスクが 9,200 / 10,000 となります．よって，喫煙ありグループのオッズは，

153

$$\frac{800}{10,000} \bigg/ \frac{9,200}{10,000} = \frac{800}{9,200}$$

となります．同様に，喫煙なしグループのオッズは，

$$\frac{400}{10,000} \bigg/ \frac{9,600}{10,000} = \frac{400}{9,600}$$

となります．だから，曝露ありグループのオッズと曝露なしグループのオッズの比は，

$$\frac{800}{9,200} \bigg/ \frac{400}{9,600} = 2.09$$

となります．これがオッズ比です．

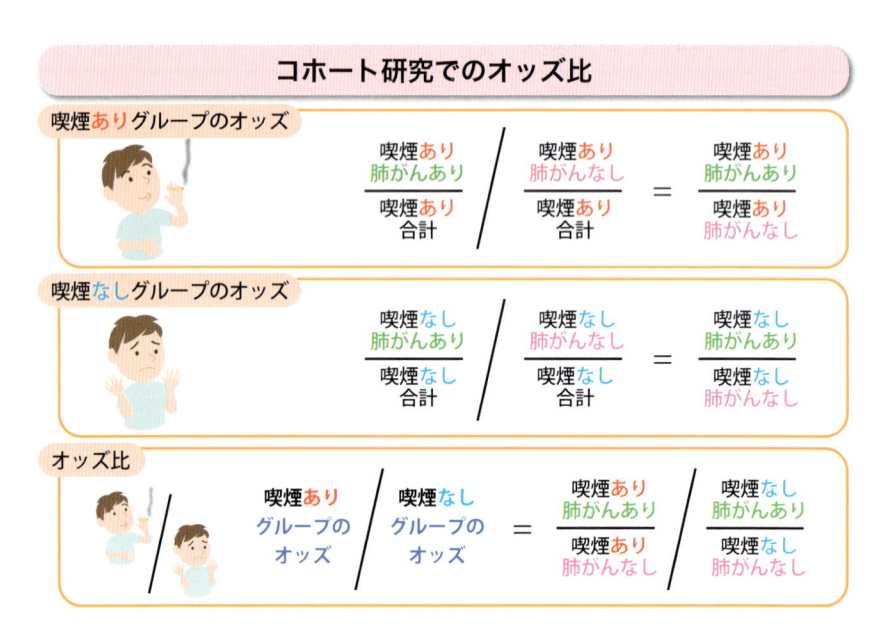

コホート研究でのオッズ比

喫煙ありグループのオッズ

$$\frac{\text{喫煙あり肺がんあり}}{\text{喫煙あり合計}} \bigg/ \frac{\text{喫煙あり肺がんなし}}{\text{喫煙あり合計}} = \frac{\text{喫煙あり肺がんあり}}{\text{喫煙あり肺がんなし}}$$

喫煙なしグループのオッズ

$$\frac{\text{喫煙なし肺がんあり}}{\text{喫煙なし合計}} \bigg/ \frac{\text{喫煙なし肺がんなし}}{\text{喫煙なし合計}} = \frac{\text{喫煙なし肺がんあり}}{\text{喫煙なし肺がんなし}}$$

オッズ比

$$\text{喫煙ありグループのオッズ} \bigg/ \text{喫煙なしグループのオッズ} = \frac{\text{喫煙あり肺がんあり}}{\text{喫煙あり肺がんなし}} \bigg/ \frac{\text{喫煙なし肺がんあり}}{\text{喫煙なし肺がんなし}}$$

オッズ比の解釈

3章では，リスク差とリスク比について，効果の指標としての解釈と関連の指標としての解釈を与えました．では，オッズ比がどう解釈されるかと言うと……．実は，

Point
オッズ比は，そのままでは解釈不可能な指標

なのです．そもそも，「イベントが起きるリスクとイベントが起きないリスクの比」がオッズなのですが，これって意味不明ですよね．意味不明なもの同士の比であるオッズ比も当然意味不明で，解釈不可能なのです．

だったらなんでわざわざこんな面倒な計算をするの？

当然の疑問ですよね．この疑問を解消するためには，次の「4 ケース・コントロール研究におけるオッズ比」まで読み進めて頂かないといけないのですが，手始めに，オッズ比とリスク比の関連についてみてみましょう．

喫煙と肺がんの関係を調査したデータでリスク比を計算すると，

$$\frac{800}{10{,}000} \Big/ \frac{400}{10{,}000} = 2.00$$

となりますね．オッズ比が 2.09 だったので，オッズ比とリスク比が近い値をとっていることがわかります．では，どういうときにリスク比とオッズ比が近い値をとるのでしょうか？

計算式を見ながら考えてみましょう．

リスク比の計算   オッズ比の計算
$$\frac{800}{10{,}000} \Big/ \frac{400}{10{,}000} = 2.00 \qquad \frac{800}{9{,}200} \Big/ \frac{400}{9{,}600} = 2.09$$

リスク比の計算でもオッズ比の計算でも，「800」と「400」は同じように分子に配置されています．なので，分母の○で囲った「10,000」と「9,200」，□で囲った「10,000」と「9,600」が近い値をとっていれば，オッズ比の値はリスク比の値に近くなりますよね．これを集計表で見てみると，喫煙あり，喫煙なしの各グループで，「合計人数」と「肺がんなし」の人数が近ければ，オッズ比の値はリスク比の値に近くなることがわかりますね．

喫　煙	肺がん あり	肺がん なし	合　計
あ　り	800	(9,200)	(10,000)
な　し	400	[9,600]	[10,000]
合　計	1,200	18,800	20,000

　「合計人数」と「肺がんなし」の人数が近くなるということは，言い換えれば「肺がんあり」の人数がとても少ないときですよね．つまり，

Point
発生が稀な疾患では，オッズ比はリスク比の近似値

となるのです．このとき，オッズ比は，近似値としてリスク比と同様に解釈することができるのです．よって，今の場合，オッズ比 = 2.09 は，関連の指標として「喫煙ありグループでは，喫煙なしグループに比べて，肺がんの発生が（近似的に）2.09倍多かった」と解釈されることになりますね．
　でも，やっぱり，それだったらオッズ比なんか計算しないで，はじめからリスク比を計算した方がいいですよね．リスク比は疾患の発生が稀であってもなくても解釈可能です．コホート研究でオッズ比を計算する意味はあまりないのです．

第9章 『オッズ比』という指標

4 ケース・コントロール研究におけるオッズ比

オッズ比の計算

　もともとの全対象者数が 20,000 人で，このうち「肺がんあり」の人が 1,200 人，「肺がんなし」の人が 18,800 人でした．

喫　煙	肺がん あり	肺がん なし	合　計
あ　り	800	9,200	10,000
な　し	400	9,600	10,000
合　計	1,200	18,800	20,000

　20,000 人もの多くの人を調査するのは大変だし，「肺がんなし」の人が「肺がんあり」の人の 10 倍以上もいてバランスも悪いので，「肺がんなし」の人を 1/10 の 1,880 人だけランダムサンプリング（p.35 参照）してケース・コントロール研究を行ったとしましょう．そうすると，ランダムサンプリングしているので，喫煙ありの人数も 1/10，喫煙なしの人数も 1/10 となって，以下の表のような結果が得られることが期待されます．

喫　煙	肺がん あり	肺がん なし	合　計
あ　り	800	920	1,720
な　し	400	960	1,360
合　計	1,200	1,880	3,080

　この表のデータを使ってオッズ比を計算してみましょう．

ケース・コントロール研究でのオッズは，コホート研究でのオッズとちょっと違って，曝露を受けた割合と曝露を受けなかった割合の比として定義されます．

Point

$$\text{ケース・コントロール研究でのオッズ} = \frac{\text{曝露割合}}{\text{非曝露割合}}$$

　今の場合，肺がんありグループ（ケース）では，曝露（喫煙あり）の割合が 800 / 1,200，非曝露（喫煙なし）の割合が 400 / 1,200 となります．よって，肺がんありグループ（ケース）のオッズは，

$$\frac{800}{1,200} \Big/ \frac{400}{1,200} = \frac{800}{400}$$

となります．同様に，肺がんなしグループ（コントロール）のオッズは，

$$\frac{920}{1,880} \Big/ \frac{960}{1,880} = \frac{920}{960}$$

となります．だから，オッズ比は，

$$\frac{800}{400} \Big/ \frac{920}{960} = 2.09$$

となります．もともとの全対象者 20,000 人でのオッズ比とまったく同じ値になりました．これは偶然ではなくて，

Point

コホート研究で定義されるオッズ比の値とケース・コントロール研究で定義されるオッズ比の値は必ず等しい

のです．興味のある人は証明してみてください．

ケース・コントロール研究でのオッズ比

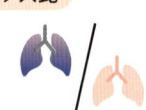

肺がんありグループのオッズ

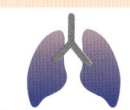

$$\frac{\text{肺がんあり 喫煙あり}}{\text{肺がんあり 合計}} \bigg/ \frac{\text{肺がんあり 喫煙なし}}{\text{肺がんあり 合計}} = \frac{\text{肺がんあり 喫煙あり}}{\text{肺がんあり 喫煙なし}}$$

肺がんなしグループのオッズ

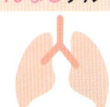

$$\frac{\text{肺がんなし 喫煙あり}}{\text{肺がんなし 合計}} \bigg/ \frac{\text{肺がんなし 喫煙なし}}{\text{肺がんなし 合計}} = \frac{\text{肺がんなし 喫煙あり}}{\text{肺がんなし 喫煙なし}}$$

オッズ比

$$\frac{\text{肺がんあり グループのオッズ}}{\text{肺がんなし グループのオッズ}} = \frac{\text{肺がんあり 喫煙あり}}{\text{肺がんあり 喫煙なし}} \bigg/ \frac{\text{肺がんなし 喫煙あり}}{\text{肺がんなし 喫煙なし}}$$

オッズ比の意義

これまで述べてきたことから,

- ケース・コントロール研究で定義されるオッズ比の値はコホート研究で定義されるオッズ比の値に等しい
- コホート研究でのオッズ比は,発生が稀な疾患であれば,リスク比の近似値となる

ことがわかりました.と,いうことは,**発生が稀な疾患であれば,ケース・コントロール研究でのオッズ比もリスク比の近似値となる**のです.

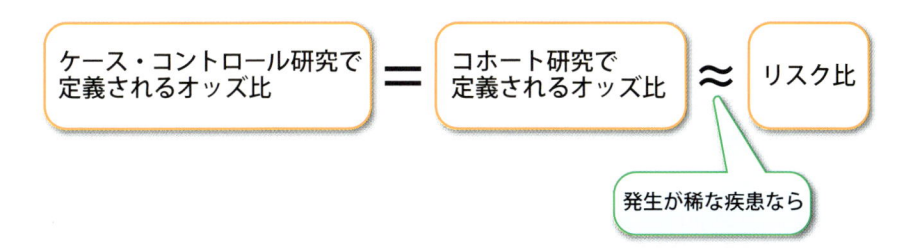

$$\text{ケース・コントロール研究で定義されるオッズ比} = \text{コホート研究で定義されるオッズ比} \approx \text{リスク比}$$

発生が稀な疾患なら

でも，所詮近似は近似，しかも，発生が稀でない疾患では解釈不可能です．やっぱり，できるものならはじめからリスク比を計算した方がよいのです．
　では，ケース・コントロール研究でリスク比を計算することを考えてみましょう．はじめに，喫煙ありの人たちと喫煙なしの人たちでリスクを計算してみると，

●喫煙ありの人たちでのリスク = $\dfrac{800}{1,720}$ = 0.47

●喫煙なしの人たちでのリスク = $\dfrac{400}{1,360}$ = 0.29

となります．これってちょっとおかしいと思いませんか？
　もともとの全対象者 20,000 人でのリスクは

●喫煙ありグループのリスク = $\dfrac{800}{10,000}$ = 0.08

●喫煙なしグループのリスク = $\dfrac{400}{10,000}$ = 0.04

です．ぜんぜん違う値になってしまっています．このことからわかるように，ケース・コントロール研究でリスクを計算すると，間違った値が算出されてしまうことになるのです．したがって，

Point
ケース・コントロール研究ではリスクを計算してはいけない

のです．リスクが間違った値になるので，リスクの比であるリスク比やリスクの差であるリスク差も間違った値として算出されてしまいます．**ケース・コントロール研究では，リスク比やリスク差も計算してはいけ**

ないのです．でも，オッズ比はもともとの全対象者 20,000 人で計算した場合と同じでした．だから，

> **ここに注目！** ケース・コントロール研究ではオッズ比を計算

しなければならないのです．

　前述の通り，オッズ比はそのままでは解釈不可能な指標です．よって，ケース・コントロール研究には，発生が稀でない疾患に対しては解釈不可能な指標しか計算できないという弱点があります．しかし，逆に，発生が稀な疾患であれば，オッズ比は（近似的に）解釈可能となり，しかも，コホート研究の弱点を補ってくれるのです（「2 コホート研究 vs. ケース・コントロール研究」参照）．

　ちなみに，コホート研究では，ランダムサンプリングしてもきちんとリスクを計算することができます．例えば，喫煙ありグループの 10,000 人のうち，1 / 10 の 1,000 人をランダムサンプリングすると，肺がんを発生するのが 800 人の 1 / 10 の 80 人であると期待されます．喫煙ありグループのリスクは 80 / 1,000 ＝ 0.08 で，確かにもともとの全対象者でのリスクと同じになりますね．

第9章 『オッズ比』という指標

5 ブラジャーを着用すると乳がんに罹りやすい？

　さて，この章で述べてきたことをふまえた上で，もう一度「①はじめに」に挙げた記事の内容をみてみましょう．

　ブラジャーを着用すると乳がんに罹りやすくなるという研究結果に関する記事でしたが……．

　研究デザインについて考えてみましょう．

　表のすぐ上の段落を見てみると，「乳癌を患っている女性 2,056 人と乳癌と診断されたことがない女性 2,674 人の合計 4,730 人の女性たちからアンケートをとり，ブラジャーの使用状況について調査した」と書かれています．このことから，この研究は，乳がんを患っている女性をケース，乳がんと診断されたことがない女性をコントロールとするケース・コントロール研究であることがわかります．

　ところが，表には乳がんの罹患率（「率」と書いていますが「割合」の意味です）が記載されています．「④ケース・コントロール研究におけるオッズ比」で述べたように，**ケース・コントロール研究ではリスクを計算してはいけない**のに，です．だから，この研究の結果，怪しいんです．

　この本では触れませんが，特別な条件が整っているときに，特別な計算をすることによって，ケース・コントロール研究でも適切にリスクを推定することができるのです[1]．このことがあるために，「おかしい」とは断言せずに，「怪しい」と言ったのです．

　データを見ると，ついついその数値の大小ばかりに目が向いてしまいますよね．でも，どのようにデータを収集したのかによって，その数値の意味するところは大きく変わってしまうのです．まったく意味がない

---

[1] 興味がある人は，例えば，佐藤俊哉「ケース・コントロール研究再考」（医学のあゆみ 1992; 162: 225-226）を参照してください．13 章で紹介する方法を応用することによってもできます．

場合すらあるのです．研究デザインに注目することは非常に重要なことなのです．

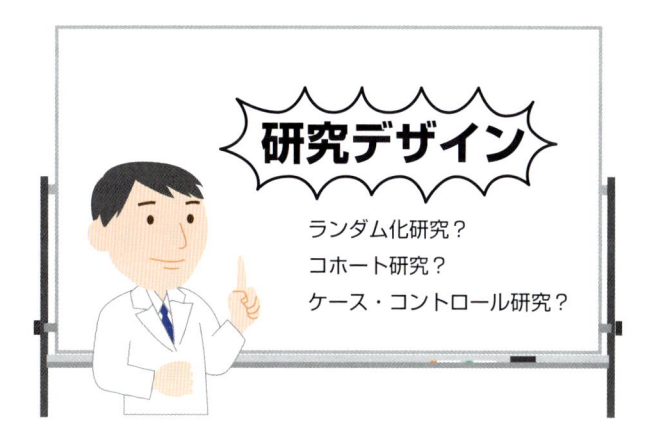

第9章 で学んだこと

☑ コホート研究の特徴
- 発生が稀な疾患には不向き
- 曝露情報が不正確になる可能性が低い

☑ ケース・コントロール研究の特徴
- 発生が稀な疾患に向いている
- 曝露情報が不正確になりがち

☑ オッズ比
- そのままでは解釈不可能な指標
  コホート研究で計算する意味はあまりない
- 発生が稀な疾患なら，リスク比の近似値

☑ ケース・コントロール研究では
- オッズ比を計算
  発生が稀な疾患でのみ，リスク比の近似値として解釈可能
- リスクを計算してはいけない
  リスク差やリスク比も計算してはいけない

10章

交絡の問題
だから観察研究では因果関係が調べられない

第 10 章　交絡の問題

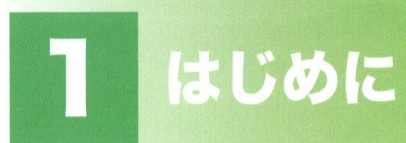

1 はじめに

まずは次の文章を読んでみてください．

次の表[1]は，アメリカでシングルマザーを対象として，母親の妊娠中の喫煙の有無別に，1997 年に生まれた乳児の生後 1 年以内の死亡をまとめたものです．

母親の妊娠中の喫煙	出生児数	生後 1 年以内の死亡
あ り	393,718	3,921
な し	2,590,787	15,225
合 計	2,984,505	19,146

リスク比を計算すると，

$$\frac{3,921}{393,718} \bigg/ \frac{15,225}{2,590,787} = 1.69$$

です．喫煙ありグループでは，喫煙なしグループに比べて，乳児の生後 1 年以内の死亡が 1.69 倍多かったということですね．多くの人が思っているだろう通り，妊娠中に喫煙する方が乳児の死亡リスクが高くなっています．

この表を，乳児の出生時体重 2,500 g 以上と未満で層別して集計すると，次の表のようになります．

---

1) VanderWeele TJ, Mumford SL, Schisterman EF: "Conditioning on intermediates in perinatal epidemiology"（Epidemiology 2012; 23: 1-9）に掲載されたデータ．ただし，欠測値のあるものは削除．

乳児の 出生時体重	母親の 妊娠中の喫煙	出生児数	生後1年以内の死亡
2,500 g 以上	あり	353,335	1,729
	なし	2,453,633	5,838
2,500 g 未満	あり	40,383	2,192
	なし	137,154	9,387

リスク比を計算すると，出生時体重 2,500 g 以上の層では，

$$\frac{1,729}{353,335} \Big/ \frac{5,838}{2,453,633} = 2.06$$

となります．やはり妊娠中に喫煙する方が乳児の死亡リスクが高くなっています．しかし，出生時体重 2,500 g 未満の層では，

$$\frac{2,192}{40,383} \Big/ \frac{9,387}{137,154} = 0.79$$

となります．リスク比の値が 1 よりも小さくなっているので，出生時体重が 2,500 g 未満の場合においては，逆に，妊娠中に喫煙**しない**方が乳児の死亡リスクが高くなるということになってしまいます．ほとんどの人があり得ないと思っていることが起こっているので，これは birth weight paradox と呼ばれています．

　この結果を鵜呑みにすると，子供の出生時体重が 2,500 g 未満になるのだったら，母親はタバコを吸っていた方がいい，ということになってしまいます．本当にそうなのでしょうか？

　この章で，観察研究から因果関係（1 章参照）を導き出すための第一歩を踏み出します．

第 10 章　交絡の問題

2　交絡とは？

　8章で述べたように，観察研究では，人為的操作のできないもの（介入できないもの）の影響を主として調べます．このため，観察研究では，一般に，調べたい要因（原因）以外の条件がグループ間で異なってしまうので，単純には因果関係を調べることができないということでした．

　例えば，喫煙と肺がんの間の関係を調べることを考えてみましょう．喫煙ありグループと喫煙なしグループで，性別や年齢といったいろいろな要因が異なっている可能性が高いですよね．男性の喫煙割合が高いだろうし，若い世代よりも中高年世代で喫煙割合が高いかもしれません．そうだとすると，喫煙ありグループに男性で中高年の人が（相対的に）多くなってしまいますよね．他の要因もグループ間で偏っているかもしれません．こうなってしまうと，喫煙すると肺がんに罹りやすいのか，男性だから，中高年だから肺がんに罹りやすいのか，あるいは他のことが原因で肺がんになりやすいのか，さっぱりわからなくなってしまいますよね．このような状況のことを「**交絡**が起きている」と言います．

> **Point**
> ●「交絡が起きている」とは……
> **調べたい要因（曝露）がイベント発生に関係しているのか，比較するグループ間の特徴の違いがイベント発生に関係しているのかが，区別できなくなってしまうこと．**

　そして，交絡を引き起こしている要因のことを**交絡要因**と言います．単純に，交絡要因で層別して解析すれば交絡の影響はなくなります．例えば，喫煙と肺がんの間の関係を調べるときに，男性だけをピックアップして解析すれば，全員男性なので，喫煙と肺がんの間の関係を調べる

際,性別の影響は受けなくなります.このような解析方法を**サブグループ解析**と言います.

　さらに,交絡要因をすべてデータとして観察することができれば,交絡を調整する統計解析をすることができるのです.交絡を調整する統計解析をすることによって,交絡の影響を除去することができるのです.したがって,**交絡を調整する統計解析をすることによって,調べたい要因(曝露)と結果との間の因果関係が調べられる**ことになるのです.

3 交絡要因であるための条件

ある要因が交絡要因であるための条件

　交絡を調整する統計解析の方法については 12 章で詳しく述べますが，そのために，まず，交絡要因となる要因を特定しなければなりません．ある要因 C が交絡要因であるためにはどのような条件が必要か，みていきましょう．

　前に述べたとおり，「交絡が起きている」とは，調べたい要因（例えば喫煙や飲酒）がイベント発生に関係しているのか，比較するグループ間の特徴（性別，年齢など）の違いがイベント発生に関係しているのかが，区別できなくなってしまう状態のことを言います．このことをよく頭に入れておいてください．

　要因 C がイベント発生に関係していないと明確にわかっていると仮定してみましょう．すると，調べたい要因（曝露）がイベント発生に関係しているのか，要因 C がイベント発生に関係しているのかが，区別できないということはありませんよね．要因 C はイベント発生に関係していないのですから．よって，要因 C が交絡要因であるためには，

> ### *Point*
> ●要因 C が交絡要因であるための条件①
> **要因 C は対象としているイベントのリスク要因である**

ことが，まず 1 つ目の条件となります．

　次に，要因 C が調べたい要因（曝露）と関連していないと仮定してみましょう．すると，要因 C という要因のある人ほど曝露ありグループに集まったり，逆に，曝露なしグループに集まったりすることはあり

ませんよね．結果として，曝露ありグループと曝露なしグループで要因Cが偏らない，つまり，分布が等しくなります．このようなときに曝露ありグループと曝露なしグループでイベント発生の比較をしたら……．要因Cについては，分布の等しいもの同士でイベント発生の比較をすることになりますよね．だから，要因Cが曝露と関連していないときには，調べたい要因（曝露）がイベント発生に関係しているのか，要因Cがイベント発生に関係しているのかが，区別できなくなってしまうということはないのです．よって，要因Cが交絡要因であるためには，

> **Point**
> ●要因Cが交絡要因であるための条件②
> **要因Cは曝露と関連がある**

ことが，2つ目の条件となります．
　それから，最後に，

> **Point**
> ●要因Cが交絡要因であるための条件③
> **要因Cは中間変数ではない**

というのも条件になります．この条件については，これから詳しくお話しします．

中間変数

　例えば，降圧薬投与の有無と心筋梗塞発生の有無の間の関係を考えてみましょう．降圧薬の投与によって血圧が下がって，血圧が下がった結果，心筋梗塞が予防できることになります．つまり，降圧薬と心筋梗塞

の間には，

> 降圧薬投与 → 血圧低下 → 心筋梗塞発生の予防

というルートが存在することになります．このように，**原因から結果へ至るルートの途中にあるものを「中間変数」**と言います．

では，なぜ中間変数は交絡要因ではないのでしょうか？

仮に，血圧（中間変数）以外の要因，例えば，飲酒の有無については，降圧薬を投与するグループと投与しないグループで飲酒者の割合が等しいとします．このとき，もし血圧が交絡要因であるなら，高血圧と高血圧でないサブグループに層別すれば，高血圧の人での降圧薬と心筋梗塞の関係が適切に調べられることになるはずです．同じように，高血圧ではない人たちにおいても降圧薬と心筋梗塞の関係が適切に調べられることになるはずです．

しかし，降圧薬を投与するグループでは，降圧薬のおかげで飲酒者でも血圧が下がるかもしれません．そうだとすると，降圧薬を投与したグループでは，高血圧の人の中に（相対的に）飲酒者は少なくなります．逆に，降圧薬を投与しないグループでは，飲酒者で血圧が下がる人は少ないだろうと考えられます．降圧薬を投与しないグループでは，高血圧の人の中に（相対的に）飲酒者が多くなってしまうのです．

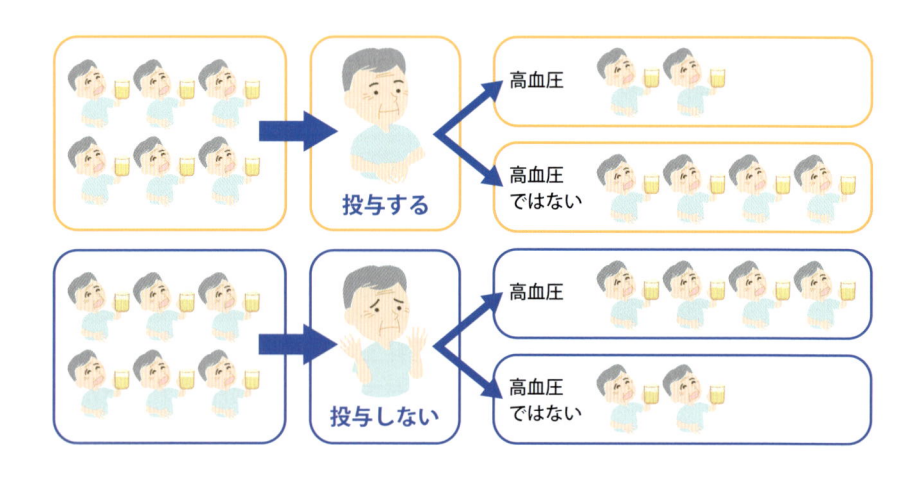

と，いうことは，血圧（中間変数）で層別して高血圧の人だけをピックアップすると，降圧薬を投与するグループの飲酒者の割合が，降圧薬を投与しないグループよりも少なくなってしまうのです．もともとは飲酒者の割合が2つのグループ間で等しかったのに，です．つまり，

> **Point**
> 中間変数で層別したり，中間変数の影響を除去しようとする解析をしたりすると，解析結果が間違ったものになってしまう

のです．**中間変数を交絡要因と同じように扱ってはいけない**のです．

交絡要因のまとめ

　これまでのところをまとめると，ある要因Cが交絡要因であるためには，

> **ここに注目！ ●要因Cが交絡要因であるための条件**
> ①要因Cは対象としているイベントのリスク要因である
> ②要因Cは曝露と関連がある
> ③要因Cは中間変数ではない

をすべて満たすことが必要です．この条件を模式的に表すと，下の図のようになります．

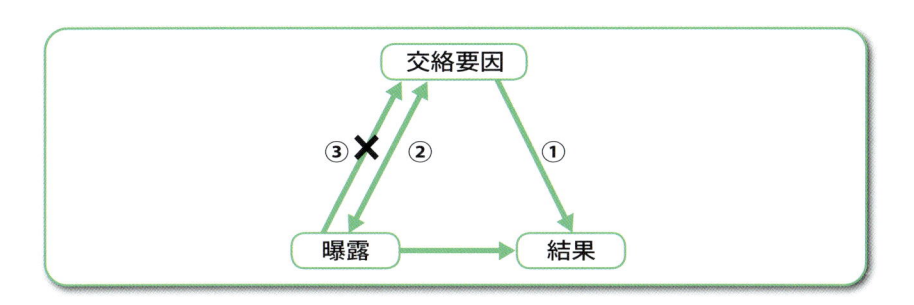

①の「→」は，交絡要因が結果に影響することを示しています（条件①に対応）．

　②の「↔」は，交絡要因と曝露が関連していることを示します（条件②に対応）．どちらが原因でどちらが結果か，ということは考慮していないので，両向き矢印にしています．

　③の「→」に「✕」が付いているのは，交絡要因は中間変数ではないので，曝露が原因で交絡要因が結果になることはないことを示しています．例えば，喫煙（曝露）することによって男性になっていく傾向がある，なんてことはありませんよね．このような場合には，性別が中間変数ではあり得ないことになります．

　この図を使って，本当は曝露と結果の間に因果関係がない場合について考えてみましょう．因果関係がないので，曝露から結果に至るすべてのルートをなくすために，曝露をスタート地点とするすべての「→」を削除します．そうすると，下の図ができます．

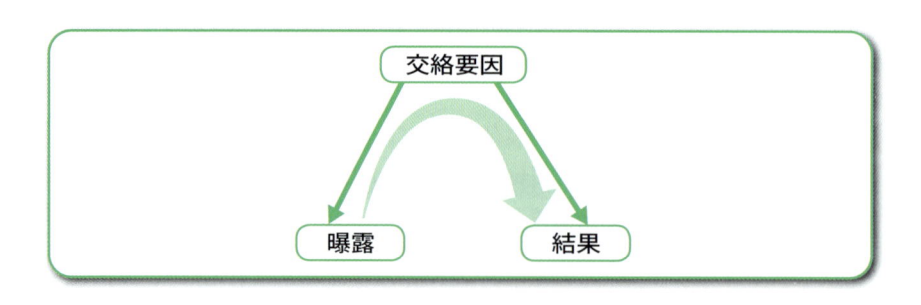

　本当は曝露と結果の間に因果関係がないので，曝露と結果が線でつながっているはずがないのですが，曝露と結果は交絡要因を介してつながっています．これは，本当は曝露と結果の間に因果関係がないはずなのに，交絡要因の影響で関係があるように見えてしまっている，ということを表しています．交絡要因があるときに，その影響を除去する統計解析をしない限り，正しく因果関係を推定することができないことが，このことからもわかるかと思います．

第 10 章　交絡の問題

4　交絡要因の特定

効果がある？　ない？

　もう一度，9 章で出した，肺がん発生のリスクが高いと考えられる人で喫煙と肺がんの間の関係を調べた仮想的なコホート研究の結果をみてみましょう．

喫煙	肺がん あり	肺がん なし	合計
あり	800	9,200	10,000
なし	400	9,600	10,000

リスク比は，

$$\frac{800}{10,000} \bigg/ \frac{400}{10,000} = 2.00$$

になりますね．これを，ある要因 C で層別すると，次の表のようになりました．

| | 要因 C あり | | | | 要因 C なし | | | |
| | 肺がん | | | | 肺がん | | | |
喫煙	あり	なし	合計		あり	なし	合計
あり	768	7,232	8,000		32	1,968	2,000
なし	288	2,712	3,000		112	6,888	7,000

リスク比は，「要因 C あり」の層では

$$\frac{768}{8{,}000} \bigg/ \frac{288}{3{,}000} = 1.00$$

となって，「要因 C なし」の層でも

$$\frac{32}{2{,}000} \bigg/ \frac{112}{7{,}000} = 1.00$$

となります．

　要因 C で層別しない場合のリスク比は 2.00 だけど，層別すると「要因 C あり」「要因 C なし」の両方の層で 1.00 になっています．一見矛盾しているようにも見えることが起こっています．これは Simpson's paradox と呼ばれ，どのようにこの結果を解釈すればよいかについて議論されてきました．

　「3 交絡要因であるための条件」の最後に，模式図を使って「曝露と結果の間に本当は因果関係がなかったとしても，交絡の影響で関係があるように見えることがある」と言いました．もしかすると，ここで示した例がまさにこの例題だと思った人もいるかもしれません．果たして本当にそうなのでしょうか？

　もう少し詳しくみてみましょう．

交絡要因を特定するための統計的仮説検定

　要因 C が交絡要因であるかどうかを少し丁寧に考えてみましょう．そのために，要因 C が交絡要因であるための条件に当てはめてみます．
　まず，「①要因 C は対象としているイベントのリスク要因である」に当てはまるかどうかを検討してみましょう．前の表を，要因 C の有無と肺がん発生の有無で集計し直すと，

	肺がん		
要因C	あり	なし	合 計
あ り	1,056	9,944	11,000
な し	144	8,856	9,000
合 計	1,200	18,800	20,000

となります．統計的仮説検定をすると，両側 p 値は $p < 0.001$ となります．「有意差あり」です．したがって，「①要因 C は対象としているイベントのリスク要因である」には当てはまると考えるかもしれません．

同様に，「②要因 C は曝露と関連がある」についてもみてみましょう．要因 C の有無と喫煙の有無で集計し直すと，

	喫 煙		
要因C	あり	なし	合 計
あ り	8,000	3,000	11,000
な し	2,000	7,000	9,000
合 計	10,000	10,000	20,000

となります．統計的仮説検定をすると，両側 p 値は $p < 0.001$ となります．「有意差あり」なので，「②要因 C は曝露と関連がある」にも当てはまると考えるかもしれません．

しかし，このように，統計的仮説検定を用いて交絡要因であるか否かを判断するのは，正しくないやり方なのです．

4 章を思い出してみてください……．

統計的仮説検定は一種の背理法です．わざわざ反対の「差がない」という仮説を立てて，この仮説が否定できるかどうかを考えました．ここで注意しなければならないことは，仮説が否定できなかったからといって，「差がない」とは言えないということです．「差があるとは言えなかった」以上のことは何も言えないのです．

上記の要因 C については，「①要因 C と肺がん発生の有無には関係が

ない」「②要因Cと喫煙の有無には関係がない」という仮説に対して統計的仮説検定をしていることになります．有意差がなかったとしても，これらの間に関係がないとは絶対に言えないのです．つまり，**統計的仮説検定の結果から「要因Cが交絡要因ではない」と判断することはできない**のです．

また，統計的仮説検定には，まったく意味のないような差であっても人数が多いだけで「有意差あり」となったり，逆に，意味のあるような差であっても人数が少ないだけで「有意差なし」となったりする特徴があります．上記の要因Cについては，単に人数が多いだけで「有意差あり」となったのかもしれません．

これらのことからわかるように，

> **Point**
> ある要因が交絡要因であるかどうかを検討するために統計的仮説検定をすることにはあまり意味がない

のです．

それからもう1つ．統計的仮説検定を用いるように，機械的に交絡要因であるか否かを判断するやり方では，「③要因Cは中間変数ではない」については調べられませんよね．要因Cが何者なのかがわからないと，要因Cが曝露の原因なのか結果なのかが判別できません．

> **Point**
> ある要因が交絡要因であるかどうかを機械的に検討することはできない

のです．

交絡要因を特定するために……

では，いったいどうやって，ある要因が交絡要因であるかどうかを検討すればよいのでしょうか？

機械的に検討することができないのだから，機械的ではない方法で検討すればよいのです．つまり，

> **ここに注目！** 医学的な常識や過去の研究結果からの知見にもとづいて，ある要因が交絡要因であるかどうかを検討する

のです．例えば，要因Cが年齢（要因Cあり＝50歳以上，要因Cなし＝50歳未満）だとしましょう．すると……

「①要因Cは対象としているイベントのリスク要因である」にはあてはまると考えられますよね．年齢が高いほど肺がんに罹る可能性が高くなるというのは，医学的な常識でしょう．

「②要因Cは曝露と関連がある」にもあてはまると考えられますよね．若い世代よりも中高年で喫煙割合が高いのではないでしょうか．

「③要因Cは中間変数ではない」も当然あてはまりますね．喫煙するほど実年齢が高くなったり低くなったりするようなことはありません．

したがって，年齢は交絡要因と判断されることになり，年齢（要因C）で**層別していない結果（リスク比 = 2.00）は正しくない**ことになります．

では，要因Cが飲酒の有無だったらどうでしょう？

「①要因Cは対象としているイベントのリスク要因である」にはきっとあてはまりませんよね．飲酒が肺がんのリスク要因だという話はないと思います．だとすると，今度は飲酒（要因C）で**層別した結果（リスク比 = 1.00）が正しくない**ことになります．

交絡要因であるかどうかの判断が異なると，解析結果も異なる可能性があります．当たり前といえば当たり前なのですが，その道のエキスパートでない人が研究をすると，誤った結論を導き出してしまう可能性があるのです．

第 10 章　交絡の問題

5 妊娠中は喫煙した方がいい？

　さて，この章で述べてきたことをふまえた上で，もう一度「1 はじめに」に挙げた研究結果をみてみましょう．

　出生時体重 2,500 g 未満の層では，妊娠中に喫煙しない方が乳児の死亡リスクが高くなるという結果でしたが……．

　出生時体重が交絡要因であるかどうかを検討するために，「3 交絡要因であるための条件」で述べた，ある要因 C が交絡要因であるための条件に照らし合わせてみましょう．

　まず，「**①要因 C は対象としているイベントのリスク要因である**」について，ですが……これは当てはまると考えられますね．出生時体重が低いと死亡リスクが高くなります．

　次に，「**②要因 C は曝露と関連がある**」について，ですが……これも当てはまると考えられますね．母親が妊娠中に喫煙すると，乳児の出生時体重が低くなる傾向があります．

　最後に，「**③要因 C は中間変数ではない**」について，ですが……これは当てはまらないと考えられますね．母親が喫煙することによって乳児の出生時体重が低くなり，その結果として，乳児の死亡リスクが高くなると考えられます．つまり，出生時体重は中間変数なのです．

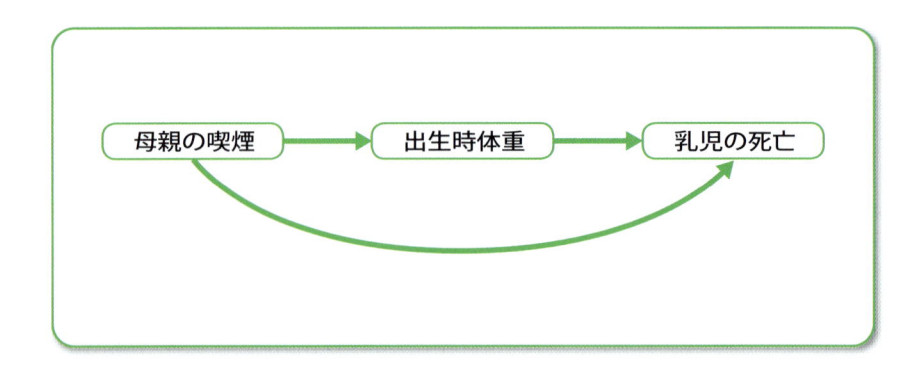

母親の喫煙　→　出生時体重　→　乳児の死亡
母親の喫煙　────────────→　乳児の死亡

「3 交絡要因であるための条件」でみたように，中間変数で層別したり，中間変数の影響を除去しようとする解析をしたりすると，解析結果が間違ったものになってしまうのです．だから，出生時体重で層別したこの結果は正しくないことになります．

　交絡の影響を除去することによって，母親の喫煙の乳児の死亡への効果（因果関係）がわかったとしたら，次の段階として，直接的な効果（母親が喫煙することが直接的に乳児の死亡にどれだけ影響するか）と間接的な効果（母親が喫煙することが出生時体重に影響し，その結果として乳児の死亡リスクがどうなるのか）に興味がうつるかもしれません．このような直接的な効果と間接的な効果を推定する方法が整備されてきています．統計学も進歩しているのです．

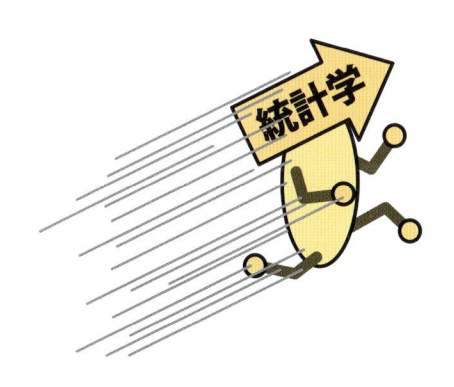

第 10 章　で学んだこと

- ☑ **「交絡が起きている」とは**
  調べたい要因（曝露）がイベント発生に関係しているのか，比較するグループ間の特徴の違いがイベント発生に関係しているのかが，区別できなくなってしまうこと

- ☑ **交絡要因**
  交絡を引き起こしている要因

- ☑ **ある要因 C が交絡要因であるための条件**
  - 要因 C は対象としているイベントのリスク要因である
  - 要因 C は曝露と関連がある
  - 要因 C は中間変数ではない

- ☑ **交絡要因の特定**
  - 医学的な常識や過去の研究結果からの知見にもとづいて検討
  - データから機械的に検討してはいけない
    統計的仮説検定にはあまり意味がない

11章

相関関係と回帰分析

相関関係があれば
因果関係があるわけではない

第 11 章　相関関係と回帰分析

1 はじめに

　以下の文章は，某省庁によってまとめられた「子どもとテレビゲーム」に関する調査研究報告書からの一節です．

> **テレビゲームが子どもに与える影響**
> 　　　　　　　　　　（前略）
> 　○○庁調査（調査対象：全国の 12 〜 29 歳，有効回収数 3,803，調査実施：平成 8 年 6 月 20 日〜 7 月 7 日）によれば，「ふだん学校のある日にどれくらいテレビゲームで遊ぶか」という質問に対し，2 時間以上と答えた比率が小学生男子の 43.3％，中学生男子の 38.1％にも達する．今や日本の児童・青少年，とくに男子にとってテレビゲームは遊びの世界の中心に位置している．
> 　　　　　　　　　　（中略）
> 　パソコンでゲームソフトを利用している人は，パソコンを利用しながらゲームソフトを利用しない人より，パソコン全般の利用頻度自体がやや小さい傾向にある．さらに，パソコンでゲームを利用している人ほどテレビゲームの利用頻度も高い（相関係数 0.36，$p < 0.001$）．ちなみに，パソコンでワープロソフトをよく利用している人ほどテレビゲームの利用頻度は低い（相関係数 −0.13，$p < 0.001$）．
> 　　　　　　　　　　（後略）
> 　　　　　　某省庁ホームページより抜粋（一部改変）

「パソコンでゲームする人ほどテレビゲームもよくやるけど，パソコンでワープロソフトを使う人ほどテレビゲームはあまりやらない」ということらしいです．これを,「相関係数」というものの値とp値から言っているのでしょう．でも，相関係数を知っている人の中には，これらの値から本当にこんなこと言っちゃっていいの？　と疑問に思う人もいるでしょう．

　この章では，統計学での「相関関係」と，これに関連する「回帰分析」についてお話しします．

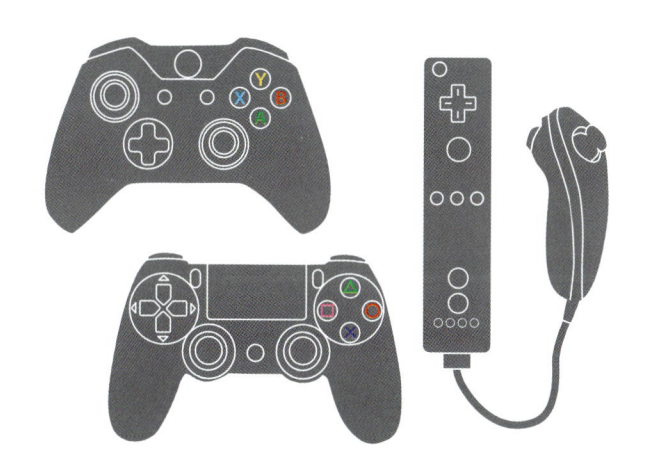

第 11 章　相関関係と回帰分析

2 相関関係

日常生活の中での相関関係

「相関」という言葉，口に出して言うことは少ないかもしれませんが，結構いろいろなところで使われています．例えば，テレビドラマのホームページを見たりすると，人物関係の「相関図」というものがあります．親子関係や友人関係，上司と部下の関係などを図にまとめたものです．

『広辞苑』で相関関係の意味を調べてみると，

> **相関関係**（『広辞苑』での意味）
> 一方が他方との関係を離れては意味をなさないようなものの間の関係．父と子，右と左など．

と書かれています．とにかく何かしら関係していれば，相関関係がある，ということになるようですね．

統計学の中での相関関係

ところが，統計学の中での相関関係は，日常生活の中での相関関係とは違って，かなり限定された意味で使われます．

> **ここに注目！** ●**相関関係（統計学での意味）**
> **2つの変数間の直線的な関係**

が統計学における相関関係の意味です．図で表すと，ある変数 X と Y の間に次のような関係があるときに，相関関係があることになります．

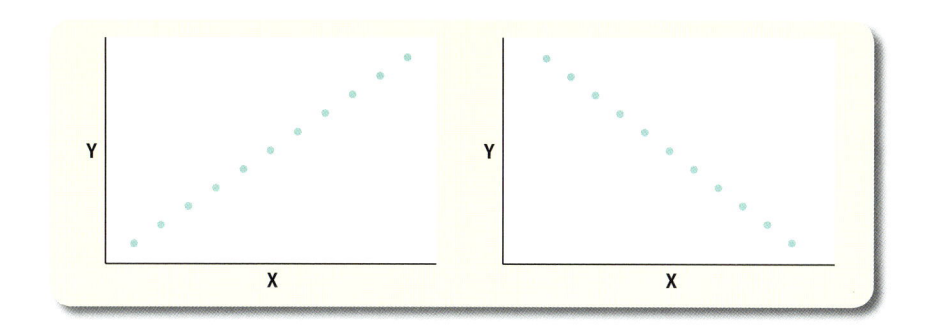

特に，左の図のように，XとY，一方の値が大きくなると他方の値も（直線的に）大きくなるとき，**正の相関**があると言い，右の図のように，一方の値が大きくなると他方の値が（直線的に）小さくなるとき，**負の相関**があると言います．

注意しなければならないのは，統計学における相関関係は，あくまでも直線的な関係についてのものです．例えば，2つの変数が次の図のような関係にある場合を考えてみましょう．

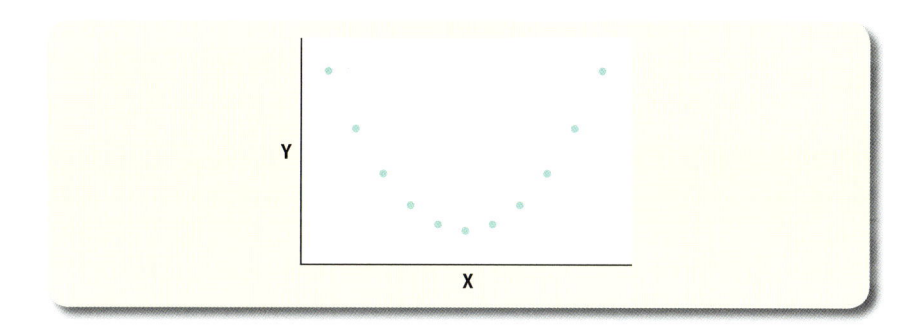

2つの変数の間に関係があることは明らかですが，直線的な関係にはありません．この場合は相関関係がないことになります．

ここまでに示した3つの図のように，2つの変数の関係を図に表したものを**散布図**と言います．

相関関係と因果関係

　前に述べた相関関係と1章で述べた因果関係（p.15）を，時々ごちゃごちゃにしてしまっている人がいますが，これらは明確に使い分けなければなりません．

　繰り返しになりますが，相関関係というのは，2つの変数間の直線的な関係のことを言います．これがすべてで，直線的な関係さえあれば相関関係があるのです．2つの変数のうち，どちらが原因でどちらが結果だということは，相関関係においては気にしないのです．

　それに対して，因果関係というのは，「原因」と「結果」の間の関係にあるものを言います．因果関係においては，どちらが原因でどちらが結果だということが大事で，その関係が必ずしも直線的である必要はないのです．

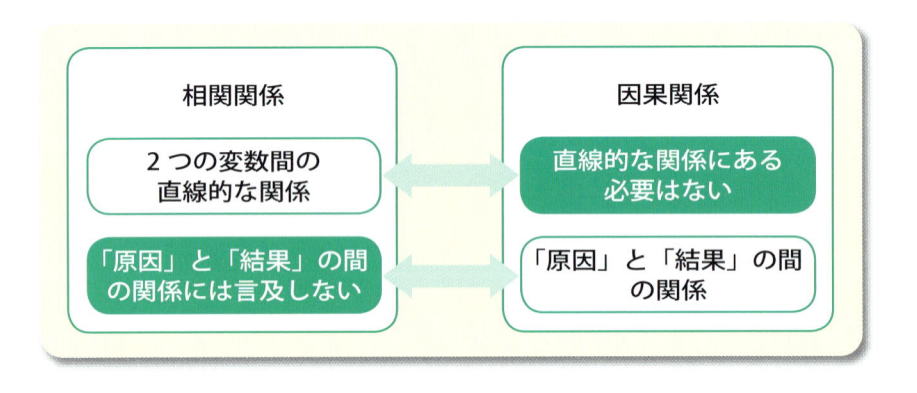

相関関係	因果関係
2つの変数間の直線的な関係	直線的な関係にある必要はない
「原因」と「結果」の間の関係には言及しない	「原因」と「結果」の間の関係

　例えば，BMI（Body Mass Index：「体重（kg）/身長（m）の2乗」で計算）と腹囲（cm）の間には，正の相関があると考えられますよね．BMIが大きい人ほど腹囲も大きいだろうし，腹囲が大きい人ほどBMIも大きいだろうと考えられます．しかし，BMIと腹囲の間には因果関係はありませんよね．BMIと腹囲のうち，どちらが原因でどちらが結果ということはありません．

第 11 章　相関関係と回帰分析

3 相関係数

相関係数の値

次の 2 つの散布図を見てください．

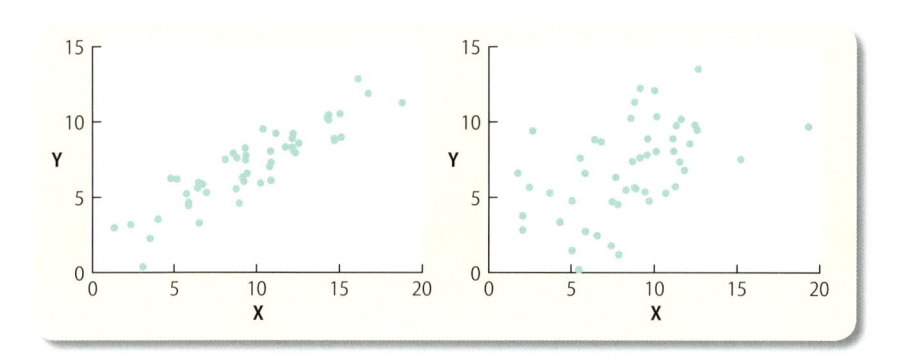

どちらも，一方の値が大きくなると他方の値も（直線的に）大きくなる傾向があるように見えます．しかし，その関係性は同じではありませんよね．左側の図の方がよりその関係性が強くなっています．このことを数値で示したものが**相関係数**です．

> **Point**
> ●相関係数
> **相関関係の程度を示す指標**

相関係数は，−1〜1 の間の値で評価されます．
次の図のように，完全にデータが直線上にあって，一方の値が大きくなると他方の値も大きくなるという正の相関があるときには，相関係数の値は 1 になります．

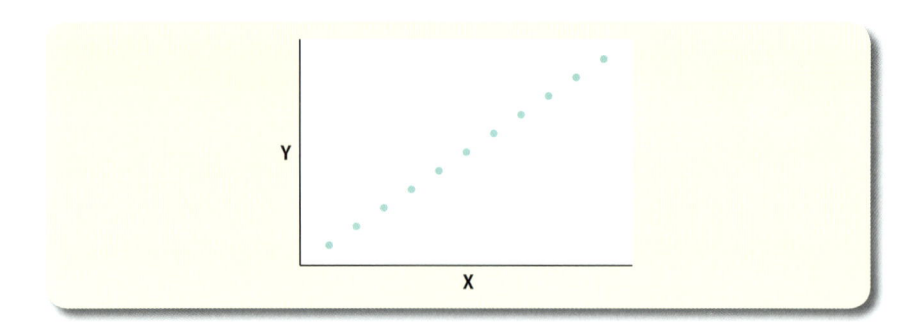

直線からの逸脱の度合いが大きくなるにしたがって，相関係数の値は 0 に近づいていきます．前ページの左側の図では相関係数は 0.9，右側の図では 0.5 です．

同じように，完全にデータが直線上にあって，一方の値が大きくなると他方の値は小さくなるという負の相関があるとき（下の図）には，相関係数の値は−1 になります．

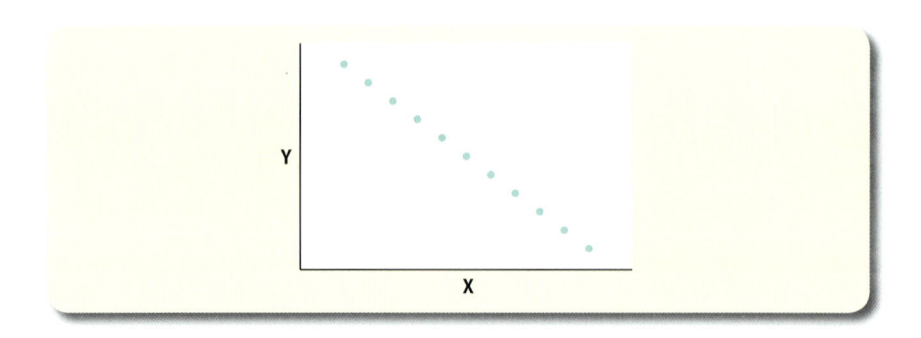

直線からの逸脱の度合いが大きくなるにしたがって，相関係数の値は 0 に近づいていきます．次の左側の図では相関係数は−0.7，右側の図では−0.3 です．

190　第 11 章　相関関係と回帰分析

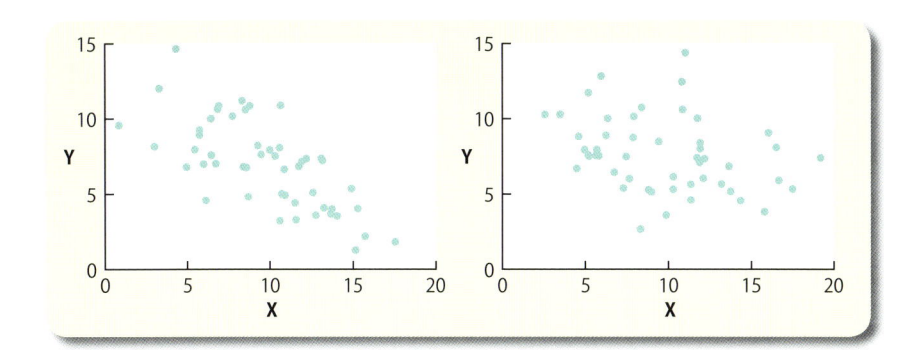

相関係数の値が 0 のときには，2 つの変数の間に相関関係がない（**無相関**）ことになります．下の図は，相関係数が 0 のときの例を示しています．

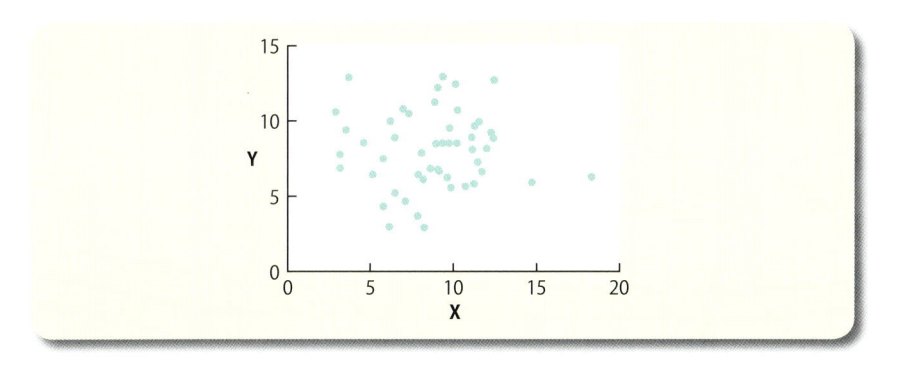

無相関の場合は，一方の値が大きくなっても，他方の値が大きくなったり小さくなったりすることはありません．

Point

●相関係数の値
- 1 に近づくほど強い正の相関
- −1 に近づくほど強い負の相関
- 0 なら無相関（相関がない）

相関係数を計算すればOKではない

相関係数の値を見ると,ついついその数値にばかり集中してしまいがちです.しかし,それではいけないのです.このことを示す良い例があります.次の4つの散布図を見てください[1].

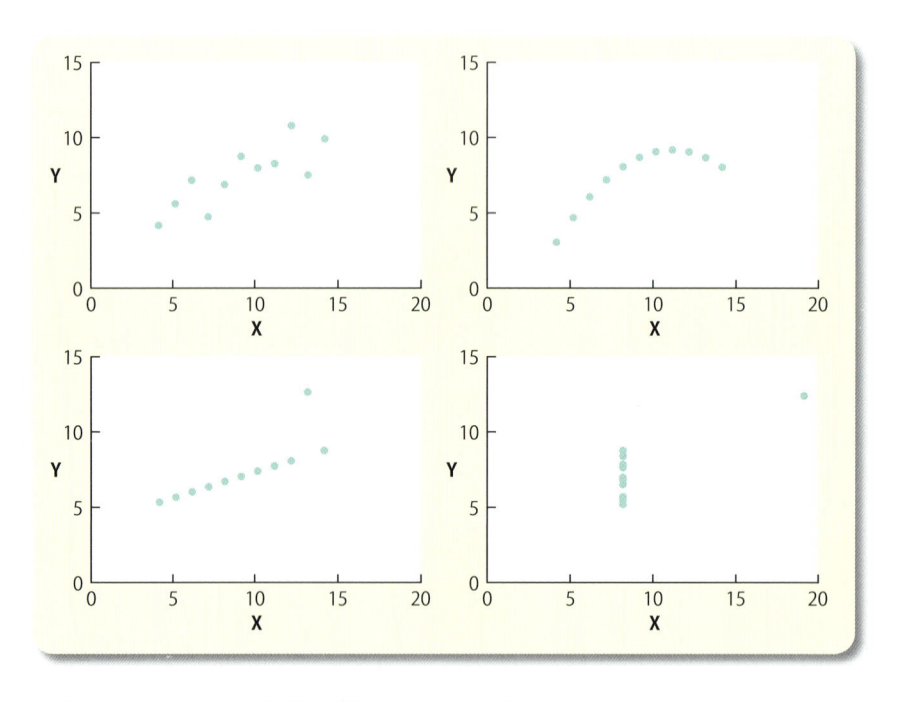

左上の図は,正の相関があるように見えます.

右上の図は,直線的な関係ではなくて放物線的な関係にあります.

左下の図は,1つのデータを除いて完全に直線上にありますが,1つだけ直線上からはみ出たところにデータがあります.

右下の図は,1つのデータを除いて横軸の値がすべて同じですが,1つだけ離れたところにデータがあります.

見てわかるように,四者四様,それぞれ異なった特徴を持ったデータとなっています.しかし,相関係数を計算してみると,すべて0.82で

1) Anscombe FJ: "Graphs in statistical analysis"(American Statistician 1973; 27: 17-21)より引用

等しくなるのです．相関係数の値を見ただけでは，この4つの図の違いを知ることはできませんよね．相関係数の値だけを見るのではなくて，

> **ここに注目！ まずは散布図を眺めることが重要**

なのです．**相関係数の値を見るだけでは誤った判断をしかねない**のです．

相関係数の統計的仮説検定

散布図を眺めて，相関係数の値を見たとして……．「相関がある」とか「相関がない」とか二者択一的に白黒つけたい人も世の中にはきっといますよね．そのような人のために，医療統計学の入門書的な本の中には，「統計的仮説検定を用いることにより，2つの変数に有意な相関関係があるかないかを調べることが可能になります」などと書かれているものもあります．

と，いうことで，次の散布図で示されるデータ（データ数400）で統計的仮説検定をしてみましょう．相関係数は－0.1です．

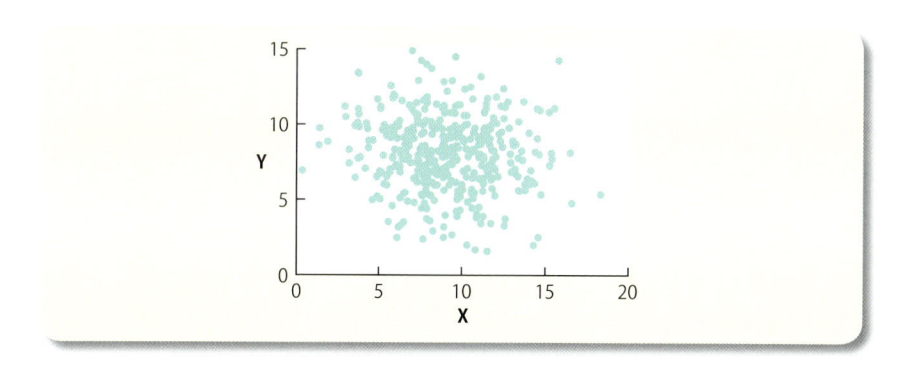

相関係数の統計的仮説検定では，帰無仮説は「相関係数 ＝ 0」（2つの変数の間に直線的な関係はない）になります．p値が小さければ（例えば5％よりも小さければ），「有意差あり」として，帰無仮説が間違っ

ている，つまり，相関係数は 0 ではない（2 つの変数の間に直線的な関係がある）と判断することになります．4 章で述べたように，「有意差なし」であっても，相関係数は 0 である（2 つの変数の間に直線的な関係はない）と結論付けることはできません．

今の場合，相関係数の値が－0.1 で 0 に近い値となっているし，散布図を見た感じでも「有意差なし」となることが期待されますが……．

p 値を計算してみると 4.7% となりました．なんと「有意差あり」です．

相関係数の値が－0.1 なのに「有意な相関がある」（2 つの変数の間に直線的な関係がある）と言われても……「だから何？」という気がしますよね．

相関係数の統計的仮説検定は，「相関係数が 0 である」という仮説に対するものです．それが否定できたからと言って，極端な話，相関係数が 0.001 であることは否定できていないのです．つまり，

> **ここに注目！** 相関係数の統計的仮説検定にはあまり意味がない

のです．

第 11 章　相関関係と回帰分析

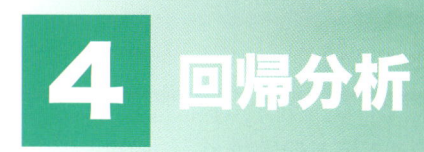

4　回帰分析

2つの変数間の関係

2つの変数間に相関がありそうだったら，その関係をもっと詳しく知りたくなりますよね．一方の値が1増えたら，もう一方の値は平均的にどのくらい増えるのか（あるいは減るのか）といった関係です．この関係性を知るための統計解析手法が**回帰分析**です．

回帰分析では，2つの変数間の直線的な関係を

$$Y = α + βX$$

という式で表します．Yは散布図の縦軸の値で，Xは散布図の横軸の値です．XとYのデータを使って，切片$α$と傾き$β$を推定することになります[2]．例えば，次の左側の散布図からは，右側のような直線的な関係が推定されます．

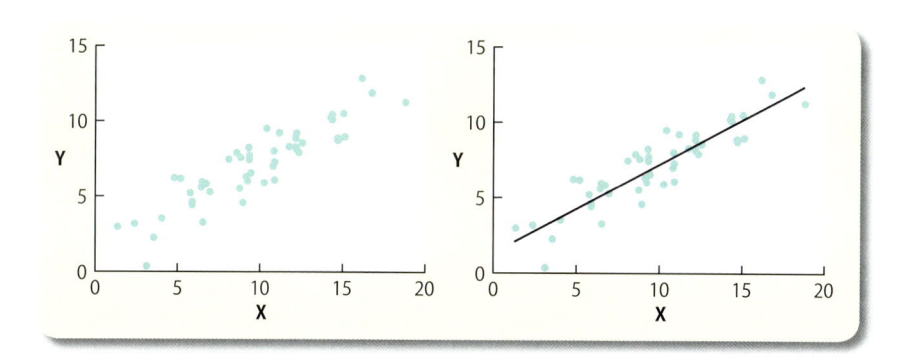

式で書くと，次のようになります．

---

[2] 個々のデータを$y = α + βx + ε$で表して，$ε$の平均が0，$ε^2$の和が最小となるように$α$と$β$を推定します．

$$Y = 1.53 + 0.58X$$

この式は，例えば，X の値が 1 のときに Y の値が

$$1.53 + 0.58 \times 1 = 2.11$$

と予想されることを意味しています．また，X の値が 1 増えると Y の値が平均的に 0.58 増える，ということも意味しています．

回帰分析すれば OK ではない

さて，ここで，「③相関係数」で示した特徴的な 4 つの散布図について回帰分析することを考えてみましょう．散布図は以下にもう一度同じものを示しています．

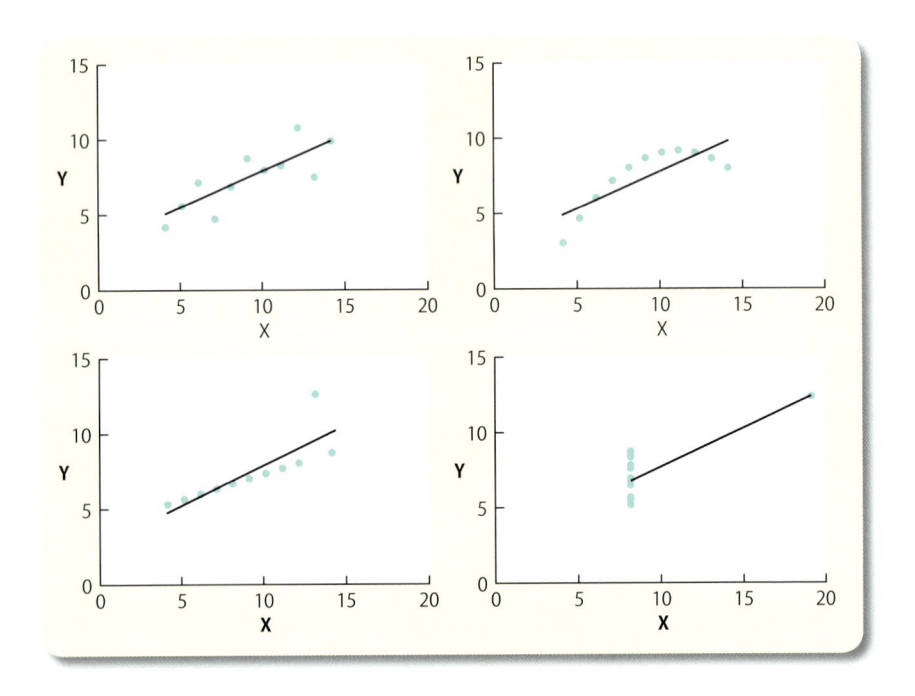

相関係数を計算すると，すべて等しく 0.82 でしたが……．
回帰分析をしてみても，やっぱりみんな同じで，

$$Y = 3.00 + 0.50X$$

となります．相関係数と同様で，回帰分析の結果を見ただけでは，この4つの図の違いを知ることはできません．相関係数の値や回帰分析の結果だけを見るのではなくて，

> **ここに注目！** まずは散布図を眺めることが重要

なのです．**数値ばかりに注目してしまうと，誤った判断をしかねないのです．**

5 ワープロ使う人ほどゲームしない？

　さて，この章で述べてきたことをふまえた上で，もう一度「1はじめに」に挙げた報告書をみてみましょう．

　パソコンでゲームする人ほどテレビゲームもよくやるけど，パソコンでワープロソフトを使う人ほどテレビゲームはあまりやらないということでしたが……．

　報告書では，これを，相関係数の値と統計的仮説検定のp値から言っているようです．しかし，「3相関係数」でみたように，相関があるとは言えない（相関係数の値が0に近い）ような状況であっても「有意差あり」となってしまうことがあるのです．

　この例では，相関係数はそれぞれ0.36，−0.13です．p値が両方とも0.001よりも小さいからって，このような小さな相関係数の値でいかにも関係がありそうなこと言われても……「だから何？」という気がしますよね．**相関係数の統計的仮説検定にはあまり意味がない**のです．

　同じ省庁のホームページに「マ◯ビィくんの統計コーナー」というのがありました．そこに，朝食の摂取状況とペーパーテストの結果（中学3年生対象）との関係を示すグラフが載っていて，朝食の摂取とテストの点数の間に（日常生活の中での）相関関係があることが示されていました．で，その下に，「朝ご飯を食べて成績アップだね！」と書かれていました．

　当たり前のことですが，朝ご飯を食べるだけで成績がアップすることはありませんよね．そこに因果関係はないのです．でも……．子供が朝ご飯を毎日規則正しく食べられるような環境にあると，何かといいことがありそうですね．

第 11 章　で学んだこと

☑ 相関関係
- 2 つの変数間の直線的な関係

  因果関係（「原因」と「結果」の間の関係）には言及しない

☑ 相関係数
- 相関関係の程度を示す指標
- −1 〜 1 の間の値で評価

  1 に近づくほど強い正の相関

  −1 に近づくほど強い負の相関

  0 なら無相関（相関がない）
- 相関係数の統計的仮説検定にはあまり意味がない

☑ 回帰分析
- 2 つの変数間の直線的な関係を「$Y = α + βX$」という式で表現

  X の値が x のときに Y の値が $α + βx$ と予想される

  X の値が 1 増えると Y の値が平均的に $β$ 増える

☑ 散布図を眺めることが重要
- 相関係数や回帰分析の結果ばかりに注目しない

12章

回帰分析による交絡の調整

これで観察研究でも因果関係が調べられる!?

第12章 回帰分析による交絡の調整

1 はじめに

まずは次の新聞記事を読んでみてください.

> **目覚めの一服はリスクが大!?　最低でも31分は我慢すること**
>
> 　先日，米○○大学の生物行動学講座の研究グループから「目覚め直後の一服は，肺がんや口腔がんの発症リスクを高める」という研究結果が，専門誌に報告された．
>
> 　調査は全米健康栄養調査に参加した成人喫煙者，約 2,000 人から採取した血液サンプルと喫煙習慣を分析．その結果，その日最初のたばこを起床後 30 分以内に吸う人は，31 分以上たってから「最初の 1 本」に手を伸ばす人よりも，たばこ特有の発がん物質の血中濃度が高かったのである．
>
> 　研究者は「起床後にすぐたばこを吸うと，より深く吸入するため肺がんや口腔がんの発症リスクを高める可能性がある」としている．
>
> 　実は，2 年前にも同大学公衆衛生学の研究グループが「目覚めの一服」と，口腔がんを含む頭頸部がんとの関連をアメリカがん協会の機関誌で報告している．同調査は 1,850 人の成人男女（平均年齢 58 歳）を対象に実施された．
>
> 　年間喫煙本数の影響を調整したうえで「最初の 1 本」の時間で解析したところ，31～60 分以内に「最初の 1 本」を吸う喫煙者は，1 時間以上たってから吸う人よりも 1.42 倍，30 分以内に吸う喫煙者は 1.59 倍も発症リスクが高かった．
>
> （後略）
>
> 有名経済誌のオンライン情報より抜粋（一部改変）

「目覚め直後の一服は，肺がんや口腔がんの発症リスクを高める」という研究結果に関する記事ですが……．

　タイトルに注目してみましょう．「最低でも 31 分は我慢すること」とあります．なんで 31 分なんでしょうか？　30 分じゃいけないのでしょうか？　そこは 1 分たりともまからないのでしょうか？

　それから，最後の段落に「年間喫煙本数の影響を調整したうえで……」と記載されています．これは，年間喫煙本数を交絡要因とみなして，その影響を除去する統計解析をしたことを意味しています．このような解析はどのように行うのでしょうか？

　この章では，11 章で述べた「回帰分析」の方法を応用することによって，10 章で述べた「交絡」を調整する統計解析の方法についてお話しします．

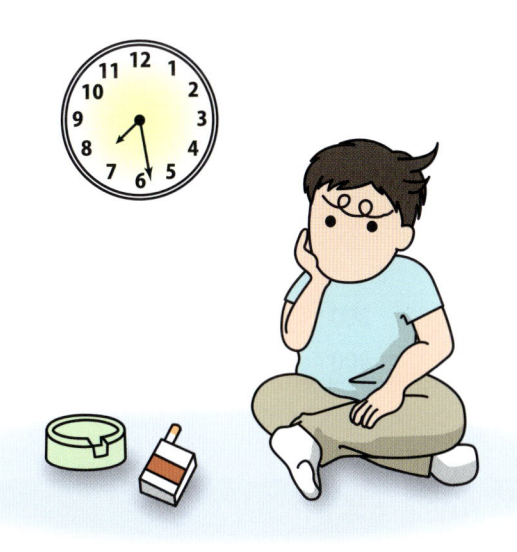

第12章　回帰分析による交絡の調整

2　リスクのための回帰モデル

11章では，2つの変数間の直線的な関係を

$$Y = \alpha + \beta X$$

という式を用いることによって表しました．αとβの値が推定できれば，例えばXの値が1のときに，Yの値が$\alpha + \beta \times 1 = \alpha + \beta$と予想されることになります．また，$X$の値が1増えると$Y$の値が平均的に$\beta$増える，ということを意味しています．このように，回帰分析で用いる式のことを**回帰モデル**と呼びます．

この章では，回帰モデルを使って交絡を調整する方法についてお話しますが，その前に，まずこれを，リスク差，リスク比，オッズ比を計算するための回帰モデルに応用します．例として，9章と10章で用いた，肺がん発生のリスクが高いと考えられる人で喫煙と肺がんの間の関係を調べた仮想的なコホート研究の次の結果を用いてみていきましょう．

喫煙	肺がん あり	肺がん なし	合計
あり	800	9,200	10,000
なし	400	9,600	10,000

▶ リスク差の回帰モデル

次の回帰モデルを考えてみましょう．

$$p_X = α + βX$$

このようなモデルを，特に**線形モデル**と呼ぶことがあります．喫煙と肺がんの関係の例で言うと，Xが喫煙の有無を表し，p_Xが肺がん発生割合を表すことになります．「喫煙あり」の人を$X = 1$，「喫煙なし」の人を$X = 0$で表すことにすると，喫煙ありグループの肺がん発生割合（$X = 1$のときのp_Xなのでp_1）は，

$$p_1 = α + β × 1 = α + β$$

と表すことができます．同様に，喫煙なしグループの肺がん発生割合（$X = 0$のときのp_Xなのでp_0）は，

$$p_0 = α + β × 0 = α$$

と表すことができます．したがって，喫煙ありグループの肺がん発生割合と喫煙なしグループの肺がん発生割合の差，つまりリスク差は，$p_1 - p_0$で計算されることになって，これを計算すると，

$$p_1 - p_0 = (α + β) - α = β$$

となります．線形モデル「$p_X = α + βX$」を用いると，リスク差は傾き$β$に等しくなるのです．

喫煙と肺がんの関係の例で試してみましょう．統計解析ソフトを使って，コンピュータで回帰分析してみると，

$$p_X = 0.0400 + 0.0400X$$

となります．リスク差は0.04ですね．確かに

$$\frac{800}{10,000} - \frac{400}{10,000} = 0.04$$

と一致します．

リスク比の回帰モデル

今度は，

$$\log(p_X) = \alpha + \beta X$$

という回帰モデルを考えてみましょう．このようなモデルを，p_X の対数が線形モデルになっているので，**対数線形モデル**と呼ぶことがあります．

喫煙と肺がんの関係の例では，喫煙ありグループの肺がん発生割合（p_1）については，

$$\log(p_1) = \alpha + \beta \times 1 = \alpha + \beta$$

と表せます．同様に，喫煙なしグループの肺がん発生割合（p_0）については，

$$\log(p_0) = \alpha + \beta \times 0 = \alpha$$

と表せます．したがって，

$$\log(p_1) - \log(p_0) = \log(p_1 / p_0) = \beta$$

です．自然対数の底 e（$= 2.718\cdots\cdots$）を用いると，

$$e^{\log(p_1 / p_0)} = p_1 / p_0 = e^{\beta}$$

となります．つまり，対数線形モデル「$\log(p_X) = \alpha + \beta X$」を用いると，リスク比（$p_1 / p_0$）は e^{β} で表されるのです．

喫煙と肺がんの関係の例で回帰分析してみると，

$$\log(p_X) = -3.2189 + 0.6931X$$

となります[1]．リスク比は $e^{0.6931} = 2.00$ となりますね．確かに

$$\frac{800}{10,000} \Big/ \frac{400}{10,000} = 2.00$$

と一致します．

オッズ比の回帰モデル

オッズ比については，ちょっと複雑に見えるかもしれませんが，

$$\log\left(\frac{p_X}{1-p_X}\right) = \alpha + \beta X$$

という回帰モデルを使います．log の中の $p_X / (1-p_X)$ は，イベントが起きるリスク（p_X）とイベントが起きないリスク（$1-p_X$）の比，つまりオッズです．オッズの対数が線形モデルになっています．このようなモデルを，特に，**ロジスティック回帰モデル**と呼びます．喫煙と肺がんの関係の例では，喫煙ありグループのオッズ（$p_1 / (1-p_1)$）は，

$$\log\left(\frac{p_1}{1-p_1}\right) = \alpha + \beta \times 1 = \alpha + \beta$$

と表せ，喫煙なしグループのオッズ（$p_0 / (1-p_0)$）は，

$$\log\left(\frac{p_0}{1-p_0}\right) = \alpha + \beta \times 0 = \alpha$$

と表せます．したがって，

$$\log\left(\frac{p_1}{1-p_1}\right) - \log\left(\frac{p_0}{1-p_0}\right) = \log\left(\frac{p_1}{1-p_1} \Big/ \frac{p_0}{1-p_0}\right) = \beta$$

1）市販の統計解析ソフトでは，この回帰分析をすることができないかもしれません．

です．logの中はオッズ比になっていますよね．したがって，自然対数の底eを用いると，

$$e^{\log(オッズ比)} = オッズ比 = e^{\beta}$$

となります．ロジスティック回帰モデルを用いると，オッズ比もe^{β}で表されることになるのです．

喫煙と肺がんの関係の例で回帰分析してみると，

$$\log(オッズ比) = -3.1781 + 0.7357X$$

となります．オッズ比は$e^{0.7357} = 2.09$となりますね．確かに9章で行った計算（p.154）

$$\frac{800}{9,200} \Big/ \frac{400}{9,600} = 2.09$$

と一致します．

ケース・コントロール研究でのロジスティック回帰モデル

　ロジスティック回帰モデルは，ケース・コントロール研究でもそのまま使うことができます．このことをみるために，「肺がんなし」の人を1/10の1,880人だけランダムサンプリングしてケース・コントロール研究を行った場合の次の結果（p.157参照）で試してみましょう．

喫 煙	肺がん あり	肺がん なし	合 計
あ り	800	920	1,720
な し	400	960	1,360
合 計	1,200	1,880	3,080

これまでと同じ

$$\log\left(\frac{p_X}{1-p_X}\right) = \alpha + \beta X$$

というロジスティック回帰モデルを考えます．X が喫煙の有無を表し，p_X が肺がん発生割合を表します．回帰分析してみると，

$$\log(\text{オッズ比}) = -0.8753 + 0.7356X$$

という結果が得られました．微妙に β の推定値が異なっていますが，四捨五入すると，オッズ比は同じく $e^{0.7356} = 2.09$ です．

9章で，コホート研究で定義されるオッズ比の値とケース・コントロール研究で定義されるオッズ比の値は必ず等しくなると言いました．計算結果が同じになるとわかっているのだから，ケース・コントロール研究であっても，コホート研究でするのと同じ計算をしてもよいのです．

第12章 回帰分析による交絡の調整

3 交絡の調整

交絡を調整するための回帰モデル

いよいよ交絡を調整するための回帰モデルについてお話しします．「2 リスクのための回帰モデル」で出した仮想的なコホート研究の結果を年齢（50歳以上，50歳未満）で層別した次の表（10章 p.175 の表と数値は同じ）を例に出してみていきましょう．

	50歳以上			50歳未満		
	肺がん			肺がん		
喫煙	あり	なし	合計	あり	なし	合計
あり	768	7,232	8,000	32	1,968	2,000
なし	288	2,712	3,000	112	6,888	7,000

10章でみたように，年齢を交絡要因として考えます．年齢（交絡要因）の影響を除去するリスク差のモデル（線形モデル）は，

$$p_x = \alpha + \beta X + \gamma C$$

となります．これまでと同様に，X が喫煙の有無，p_x が肺がん発生割合を表します．C が年齢です．単に γC が加わっただけです．

「50歳以上」の人を $C = 1$，「50歳未満」の人を $C = 0$ で表すことにすると，50歳以上の人での「喫煙あり」の人（$X = 1$）の肺がん発生割合は

$$p_1 = \alpha + \beta \times 1 + \gamma \times 1 = \alpha + \beta + \gamma$$

で，50 歳以上の人での「喫煙なし」の人（$X = 0$）の肺がん発生割合は

$$p_0 = α + β \times 0 + γ \times 1 = α + γ$$

となります．したがって，50 歳以上の人でのリスク差は

$$p_1 - p_0 = (α + β + γ) - (α + γ) = β$$

となります．同じようにして，50 歳未満の人（$C = 0$）でのリスク差を考えると，「喫煙あり」の人（$X = 1$）の肺がん発生割合が

$$p_1 = α + β \times 1 + γ \times 0 = α + β$$

で，「喫煙なし」の人（$X = 0$）の肺がん発生割合が

$$p_0 = α + β \times 0 + γ \times 0 = α$$

なので，50 歳未満の人でのリスク差も

$$p_1 - p_0 = (α + β) - α = β$$

となります．50 歳以上の人でのリスク差と 50 歳未満の人でのリスク差が等しくなるのです．つまり，

Point
回帰モデルでは，交絡要因の各層で効果が等しいことを前提として交絡を調整している

のです．本当にこんな回帰モデルでちゃんと交絡を調整できるのでしょうか？

早速この例で試してみましょう．50 歳以上の層でのリスク差が

$$\frac{768}{8,000} - \frac{288}{3,000} = 0.00$$

で，50歳未満の層でのリスク差も

$$\frac{32}{2,000} - \frac{112}{7,000} = 0.00$$

なので，年齢で調整したリスク差も 0.00 になることが期待されますが……．

統計解析ソフトを使って，コンピュータで回帰分析してみると，

$$p_x = 0.0160 + 0.0000X + 0.0800C$$

となりました．年齢で調整したリスク差は 0.00 ですね．確かにちゃんと調整できました．

一般化

ここまでは，交絡要因として年齢という要因 1 つだけを考えました．しかし，実際には，交絡要因と考えられるものが複数ある場合が多々あります．そんな場合でも，回帰モデルを使って交絡を調整することができます．前述の式（$p_x = \alpha + \beta X + \gamma C$）を一般化すればよくて，

$$p_x = \alpha + \beta X + \gamma_1 C_1 + \gamma_2 C_2 + \gamma_3 C_3 + \cdots\cdots$$

という式を用いればよいのです．ここで，$C_1, C_2, C_3, \cdots\cdots$ が交絡要因です．例えば，

- C_1 が年齢（50 歳以上なら $C_1 = 1$，50 歳未満なら $C_1 = 0$）
- C_2 が性別（男性なら $C_2 = 1$，女性なら $C_2 = 0$）
- C_3 が……

といった具合です．交絡を調整したリスク差は，やっぱり β です．ただし，データ数に対して交絡要因の数が多いとうまく推定できなくなってしまうことがあるので，注意が必要です．

また，リスク差の話ばかりをしましたが，交絡を調整したリスク比やオッズ比も計算することができます．リスク比については，前ページの式の p_x を $\log(p_x)$ に変えればよくて，オッズ比については，$\log\{p_x / (1 - p_x)\}$ に変えればよいのです．

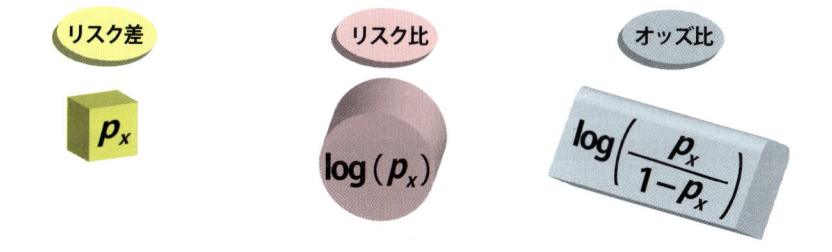

第 12 章　回帰分析による交絡の調整

4 回帰分析すれば OK ではない

効果の指標の修飾

「3 交絡の調整」で,「回帰モデルでは,交絡要因の各層で効果が等しいことを前提として交絡を調整しているのです」と述べました.でも,こんな前提がいつも成り立つとは限らないと思いませんか？　と言うか,成り立たない場合の方が多いとは思いませんか？

その通りです.成り立たない場合の方が多いです.交絡を調整する回帰分析では,

> **ここに注目!** 回帰モデルが厳密に正しいモデルであることは,ほとんどあり得ない

のです.交絡要因の各層で効果が異なるとき,「**効果の指標の修飾がある**」と言ったりします.効果の指標の修飾がある場合に回帰分析をすると,交絡要因の各層の人数に応じた平均的な値が推定されます.例えば,男性でのリスク差が 0.14,女性でのリスク差が 0.16 だったら,回帰分析では,リスク差が 0.14 ～ 0.16 の間の値として推定されます.たとえ効果の指標の修飾があっても,それが小さいものであれば実質的な問題は起こりません.

しかし,効果の指標の修飾が大きい場合や効果の向きが異なっている場合には注意が必要です.効果の向きが異なっている場合というのは,リスク差で言うと,交絡要因のある層ではリスク差が正の値をとるけれども,他のある層ではリスク差が負の値をとる場合のことです.このような場合,「質的な効果の指標の修飾がある」と言ったりします[2].

---

[2] 効果の向きが同じだけれども,その大きさが異なるときには,「量的な効果の指標の修飾がある」と言います.

例えば，現実的ではないと思いますが，喫煙と肺がん発生の間の関係を調べるときに，男性でのリスク差が 0.2（喫煙は肺がんリスクを増加する），女性でのリスク差が −0.2（喫煙は肺がんリスクを減少する）のような場合です．このような場合に「リスク差は 0 です」（喫煙と肺がんは無関係）と言うのは正しくないですよね．「男性ではリスク差が 0.2，女性ではリスク差が −0.2 です」と言う方がより正しく実態を表しています．

このことからもわかるように，交絡を調整するために直ちに回帰分析を行うのではなくて，

Point
まずはサブグループ解析などでようすをみる

ことが重要なのです．

観察研究の限界

当たり前のことと言えば当たり前のことなのですが……．回帰分析で調整できる交絡要因は，観察できて，データとして取得したものに限ります．つまり，データとして取得していない交絡要因については調整することができないのです．

それに，前に述べたように，回帰モデルが厳密に正しいモデルであることはほとんどあり得ないのです．モデルが正しくなければ，推定される効果の指標も正しくない可能性があります．

これが回帰分析の限界であり，観察研究の限界でもあるのです．

一方で，ランダム化研究では，1 章で述べたように，ランダム化することによって，観察できない要因も比較するグループ間で（平均的に）揃っていきます．回帰モデルのようなモデルも使いません．したがって，一般に，

> **ここに注目！** ランダム化研究からの結果は，観察研究からの結果よりも証拠能力が高い

のです．

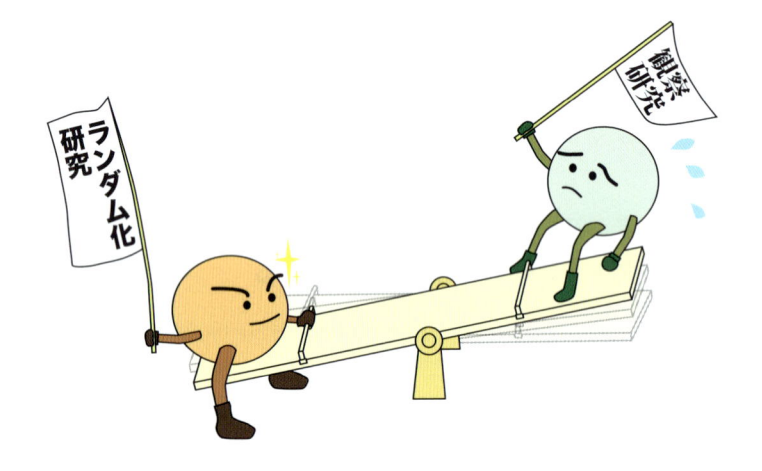

第 12 章　回帰分析による交絡の調整

5 ダミー変数

喫煙「本数」を考える

　ここまで出してきた例では，喫煙の「あり」「なし」の2分類だけを考えました．しかし，一言で「喫煙あり」と言ってもいろいろありますよね．1日に2～3本しか吸わない人もいれば，1日に何箱も吸う人もいます．1日に2～3本しか吸わない人と1日に何箱も吸う人の肺がん発生リスクが同じだとは考えにくいですよね．だったら，喫煙の「あり」「なし」の代わりに，1日当たりの喫煙本数を用いて回帰分析をしてみましょう．交絡要因があってもなくても話の本質は変わらないので，交絡要因を無視して考えると，リスク差の場合，

$$p_X = \alpha + \beta X$$

という回帰モデルで，X が1日当たりの喫煙本数となります．と，すると，「喫煙本数（X の値）が1本増えると肺がん発生リスク（p_X の値）が β 増える」ということになります．つまり，喫煙本数を0本から1本に増やすのと，喫煙本数を99本から100本に増やすのとで，増加する肺がん発生リスクが等しくなるのです．

　これってちょっと不自然ですよね．タバコを全然吸わないのとちょっとでも吸うのとでは多少の違いはあるかもしれませんが，1日に99本吸おうが100本吸おうが，肺がん発生リスクはきっとほとんど変わらないですよね．でも，X を1日当たりの喫煙本数として回帰分析すると，「1本と0本の肺がん発生リスクの違い」と「100本と99本の肺がん発生リスクの違い」が完全に等しくなってしまうのです．

ダミー変数の使用

そこで，喫煙本数でグループ分けすることを考えます．どういうことかというと……．例えば，喫煙本数を「0 本」「1 〜 20 本」「21 本以上」の 3 グループに分けて回帰分析をします．そのために，

$$p_{X_1, X_2} = \alpha + \beta_1 X_1 + \beta_2 X_2$$

という回帰モデルを使います．ここで，

- 喫煙本数が「0 本」の人については，$X_1 = 0, X_2 = 0$
- 喫煙本数が「1 〜 20 本」の人については，$X_1 = 1, X_2 = 0$
- 喫煙本数が「21 本以上」の人については，$X_1 = 0, X_2 = 1$

とします．このような変数のことを**ダミー変数**と呼びます．ダミー変数を使うと，

- 喫煙本数が「0 本」の人については，
  $p_{0,0} = \alpha + \beta_1 \times 0 + \beta_2 \times 0 = \alpha$
- 喫煙本数が「1 〜 20 本」の人については，
  $p_{1,0} = \alpha + \beta_1 \times 1 + \beta_2 \times 0 = \alpha + \beta_1$
- 喫煙本数が「21 本以上」の人については，
  $p_{0,1} = \alpha + \beta_1 \times 0 + \beta_2 \times 1 = \alpha + \beta_2$

となるので，喫煙本数が「1 〜 20 本」のグループの「0 本」のグループに対するリスク差は

$$p_{1,0} - p_{0,0} = (\alpha + \beta_1) - \alpha = \beta_1$$

で，喫煙本数が「21 本以上」のグループの「0 本」のグループに対するリスク差は

$$p_{0,1} - p_{0,0} = (a + \beta_2) - a = \beta_2$$

となります．こうすることで，喫煙本数が「1～20本」「21本以上」のグループが非喫煙者（喫煙本数が「0本」の人）のグループに比べて肺がん発生リスクがどのくらい高いか，がわかりますね．ダミー変数を用いると，『「1～20本」のグループと「0本」のグループの肺がん発生リスクの違い』（$p_{1,0} - p_{0,0} = (a + \beta_1) - a = \beta_1$）と『「21本以上」のグループと「1～20本」のグループの肺がん発生リスクの違い』（$p_{0,1} - p_{1,0} = (a + \beta_2) - (a + \beta_1) = \beta_2 - \beta_1$）が等しくなる必要がなくなるのです．

次の図は，喫煙本数と肺がん発生リスクの関係のイメージをグラフ表示したものです．左側が喫煙本数をそのまま用いた（ダミー変数を用いなかった）場合で，右側がダミー変数を用いた場合です．ただし，より細かく「0本」「1～20本」「21～40本」「41～60本」「61～80本」「81～100本」「101本～」の7カテゴリに分類しています．

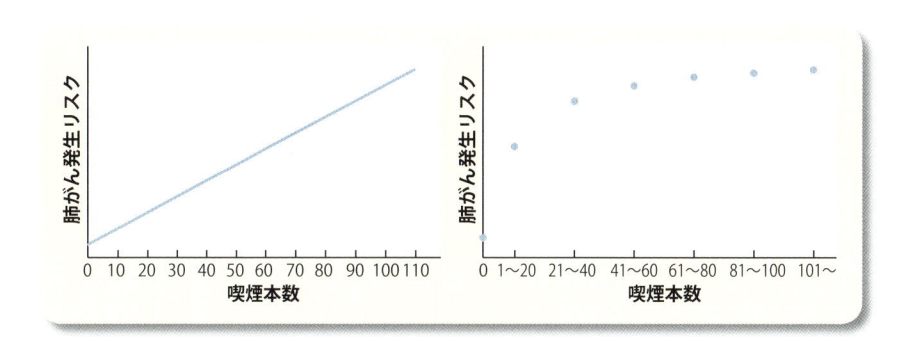

ダミー変数を用いた方が，喫煙本数と肺がん発生リスクの間の関係をより正しく表していると考えられますよね．

いつでも必ずダミー変数を用いた方がよい，というわけではありませんが，少なくとも，取得したデータ（数値）を用いて直ちに回帰分析を行うのは考えものです．その数値からいくつかのグループに分けて，まずはサブグループ解析などでようすをみることが，やはり重要です．

第 12 章　回帰分析による交絡の調整

6　目覚めの一服，31 分は我慢 !?

　さて，この章で述べてきたことをふまえた上で，もう一度「1 はじめに」に挙げた新聞記事の内容をみてみましょう．

　「目覚め直後の一服は，肺がんや口腔がんの発症リスクを高める」という研究結果に関する記事でしたが……．

　最後の段落に注目してみましょう．『年間喫煙本数の影響を調整したうえで「最初の 1 本」の時間で解析したところ，31 〜 60 分以内に「最初の 1 本」を吸う喫煙者は，1 時間以上たってから吸う人よりも 1.42 倍，30 分以内に吸う喫煙者は 1.59 倍も発症リスクが高かった』と書かれています．この文章からわかることは，

> - **リスク比のモデル（対数線形モデル）を用いている**
>   あるいはオッズ比のモデル（ロジスティック回帰モデル）を用いたのかもしれませんが……
> - **ダミー変数を用いている**
>   「最初の 1 本」までの時間が「60 分〜」の人については，
>   　$X_1 = 0, X_2 = 0$
>   「最初の 1 本」までの時間が「31 〜 60 分以内」の人については，
>   　$X_1 = 1, X_2 = 0$
>   「最初の 1 本」までの時間が「30 分以内」の人については，
>   　$X_1 = 0, X_2 = 1$
> - **交絡要因（C）として「年間喫煙本数」を考えている**
>   ダミー変数を用いたのかどうかは不明ですが……

　これらを総合すると，

$$\log(p_{X_1, X_2}) = \alpha + \beta_1 X_1 + \beta_2 X_2 + \gamma C$$

という回帰モデルを用いて，交絡（年間喫煙本数）を調整する回帰分析を行った結果，$\exp(\beta_1) = 1.42$，$\exp(\beta_2) = 1.59$（$\exp(\beta)$ は e^β のことです）となったということでしょう．

それから，タイトルが「目覚めの一服はリスクが大!?　最低でも 31 分は我慢すること」となっていますが，31 分に注目するのはちょっとおかしいですよね．ここでは，ダミー変数を用いて，「最初の 1 本」までの時間が「31 〜 60 分以内」の**グループ**についてはこうだった，という話をしているのです．30 分と 31 分の間に大きな違いがあると言っているのではありません．

回帰分析は，交絡を調整するための非常に便利な統計解析手法の一つです．統計解析ソフトがあれば簡単に実行できます．しかし，この章で述べたように，回帰モデルが厳密に正しいモデルであることはほとんどあり得ません．モデルはあくまでもモデルであって，すべてのモデルは誤っていると考えた方がよいのです．モデルを用いた解析に過度に依存することは危険です．機械的に解析すると痛い目に合うかもしれません．

第 12 章　で学んだこと

☑ リスクのための回帰モデル
X を曝露，p_X をイベント発生リスクとすると……
- リスク差のための回帰モデル（線形モデル）
  $p_X = α + βX$　（$β$ がリスク差）
- リスク比のための回帰モデル（対数線形モデル）
  $\log(p_X) = α + βX$　（$e^β$ がリスク比）
- オッズ比のための回帰モデル（ロジスティック回帰モデル）
  $\log\left(\dfrac{p_X}{1-p_X}\right) = α + βX$　（$e^β$ がオッズ比）

☑ 効果の指標の修飾
- 交絡要因の各層で効果が異なること
- 質的な効果の指標の修飾には特に注意
  交絡要因の各層で効果の向きが異なっている場合

☑ 交絡を調整するための回帰モデル
- $C_1, C_2, C_3, \ldots$ を交絡要因とすると……
  リスク差の場合：$p_X = α + βX + γ_1C_1 + γ_2C_2 + γ_3C_3 + \cdots$
- 交絡要因の各層で効果が等しい（効果の指標の修飾がない）ことを前提として交絡を調整
  現実にこの前提が成立していることはほとんどない
  サブグループ解析などでようすをみることが重要

13章

スクリーニング検査の評価

病気の診断について考えてみよう

第13章　スクリーニング検査の評価

1　はじめに

まずは次の新聞記事を読んでみてください．

> **精神疾患：血液で判断　たんぱく質データ判定　○○大**
>
> 　○○大が△△大と共同で，うつ病や統合失調症などの精神疾患を判定できる血液中の分子を発見，血液検査にもとづく判定法を確立した．問診や行動観察が主流だった精神科診療で，客観的な数値指標を診断に取り入れることができる．疾患の判定だけではなくストレスの強度や回復程度もわかるという．
>
> 　　　　　　　　　　（中略）
>
> 　ストレスや感染などを受けて，生成し分泌されるたんぱく質「サイトカイン」の血中濃度データの差異を積み上げて分析．データをパターン化することで，心身の変調やうつ病，統合失調症などを判定できることがわかった．うつ病や統合失調症について3,000人近くのデータから疾患の判定式を作成．別の400人の診断に用いた結果，うつ病の正診率は95％，統合失調症は96％に達した．
>
> 　　　　　　　　　　（後略）
>
> 　　　有名全国紙（2009年8月某日）より抜粋（一部改変）

この記事の最後にある「正診率」に注目してみましょう．正診率というのは，一言で言うと，正しく診断される確率のことです．正診「率」という言葉ですが，実際は率ではなく「割合」です．この記事にある「うつ病の正診率」とは，「本当にうつ病の人が血液検査にもとづく判定法でも正しくうつ病であると診断された人数」と「本当はうつ病でない人が血液検査にもとづく判定法でも正しくうつ病でないと診断された人数」の合計を全対象者数で割ったものが95％だった，ということです．
　でも，この正診率という指標，ちょっとひっかかるんですよね……．

　この章では，検査法の評価についてお話しします．

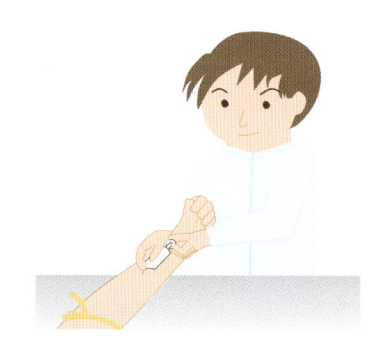

第13章 スクリーニング検査の評価

2 スクリーニング検査の評価指標

　病気に罹っているか否かを判定するためには，検査を受けることになります．しかし，いきなり精密検査を受けるとなると，お金も時間もかかります．そこで，まず，**スクリーニング検査**と呼ばれる簡単で安価な簡易検査を受けて，**陽性**（病気がある）と判定されたら精密検査を受けて，**陰性**（病気がない）と判定されたら精密検査を受けないとすれば，効率がよくなります．

　簡易検査での判定は必ずしも精密検査との判定とは一致しません．そこで，簡易検査を実施する前に，その簡易検査の診断の精度を測ることが大切になってくるのです．

正診率（一致度）

　胃潰瘍の有無を調べるための，ある簡易検査の診断の精度を測ってみましょう．方法としては，一見，この簡易検査と精密検査の両方を受けてもらって，検査結果が一致する割合を計算すればよさそうな気がします．2つの検査を受けてもらうので，

- 簡易検査で胃潰瘍**あり**と判定されて，精密検査でも胃潰瘍**あり**と判定される人
- 簡易検査では胃潰瘍**あり**と判定されるけれども，精密検査では胃潰瘍**なし**と判定される人
- 簡易検査では胃潰瘍**なし**と判定されるけれども，精密検査では胃潰瘍**あり**と判定される人
- 簡易検査で胃潰瘍**なし**と判定されて，精密検査でも胃潰瘍**なし**と判定される人

の4パターンの人がいるはずです．この4パターンそれぞれの人数がデータとして得られることになります．例えば，精神的なストレスを訴えている40〜60歳の男性サラリーマン200人に両方の検査を受けてもらったら，次の表の結果が得られたとしましょう．

	精密検査		
簡易検査	胃潰瘍あり	胃潰瘍なし	合 計
胃潰瘍あり	144	2	146
胃潰瘍なし	36	18	54
合 計	180	20	200

　検査結果が一致する割合は，両方の検査で「胃潰瘍あり」と判定された144人と両方の検査で「胃潰瘍なし」と判定された18人を合わせた144＋18＝162人を，全員の人数200人で割ることによって計算することができます．162/200＝81％です．このように計算される指標のことを**一致度**とか一致割合，あるいは**正診率**と呼びます．

　一見，これで診断の精度を正しく測れたように思えますね．が，本当にこれでよいのでしょうか？

　例えば，簡易検査をいい加減に行うことを考えてみましょう．後で精密検査をきちんとすればよいので，簡易検査では「とりあえず全員陽性にしてしまえ！」という乱暴なことをしたとします．すると，結果は次のようになるはずです．

	精密検査		
簡易検査	胃潰瘍あり	胃潰瘍なし	合 計
胃潰瘍あり	180	20	200
胃潰瘍なし	0	0	0
合 計	180	20	200

　これで正診率（一致度）を計算すると，(180＋0)/200＝90％となりますね．きちんと簡易検査をしたときの正診率が81％だったので

……．なんと，簡易検査をいい加減で乱暴にした方が正診率が高くなっています．このことからわかるように，

> **Point**
> 正診率（一致度）は，スクリーニング検査を評価するのにあまり適切ではない

のです．

感度と特異度

だったら，スクリーニング検査を評価するためにはどうすればいいのでしょうか？

無理矢理1つの指標に抑え込まないで，「陽性」と「陰性」の観点から，それぞれをそれぞれの指標で評価すればよいのです．それが**感度**と**特異度**です．

> **Point**
> ●感度
> 実際に病気の人のうち，スクリーニング検査で「陽性」と判定された人の割合
> ●特異度
> 実際には病気でない人のうち，スクリーニング検査で「陰性」と判定された人の割合

きちんと簡易検査を行った場合では，実際に病気の人（精密検査で陽性の人）が180人で，そのうち，簡易検査でも陽性と判定されたのが144人なので，感度は

$$144 / 180 = 80\%$$

となります．特異度は，実際に病気でない人（精密検査で陰性の人）が20人で，そのうち，簡易検査でも陰性と判定されたのが18人なので，

$$18 / 20 = 90\%$$

です．

　全員を陽性としてしまうようないい加減で乱暴なことをした場合には，感度が180 / 180 = 100%で，特異度が0 / 20 = 0%と計算されます．特異度が0%のスクリーニング検査って……．意味がありませんよね．

　これは極端な例ですが，いい加減に簡易検査をした場合，感度と特異度という2つの指標を用いると，どちらか一方は実際よりも大きな値が算出され，他方は実際よりも小さな値が算出される傾向があります．したがって，いい加減に簡易検査をすると，感度と特異度のどちらか一方の値が小さくなり，それがいい簡易検査だと認められなくなるのです．両方ともある程度以上の精度は保ちたいですよね．だから，

ここに注目！　スクリーニング検査の評価には，感度と特異度を用いる

のです．

偽陰性と偽陽性

　スクリーニング検査の評価では，感度と特異度という指標のほかに，偽陰性と偽陽性というものも用いられます．

> **Point**
> ●偽陰性
>   本当は病気の人が誤って「陰性」と判定されてしまうこと
> ●偽陽性
>   本当は病気でない人が誤って「陽性」と判定されてしまうこと

　誤って「陰性」と判定されてしまうから「偽陰性」，誤って「陽性」と判定されてしまうから「偽陽性」ですね．

　胃潰瘍のスクリーニング検査の例で言うと，偽陰性の確率は，本当は病気の人（精密検査で陽性の人）が 180 人で，そのうち，簡易検査で誤って陰性と判定されたのが 36 人なので，

$$36 / 180 = 20\%$$

となります．偽陽性の確率は，本当は病気でない人（精密検査で陰性の人）が 20 人で，そのうち，簡易検査で誤って陽性と判定されたのが 2 人なので，

$$2 / 20 = 10\%$$

です．
　気が付いた人もいると思いますが，

> **Point**
> ●感度 + 偽陰性の確率 = 100%
> ●特異度 + 偽陽性の確率 = 100%

となります．

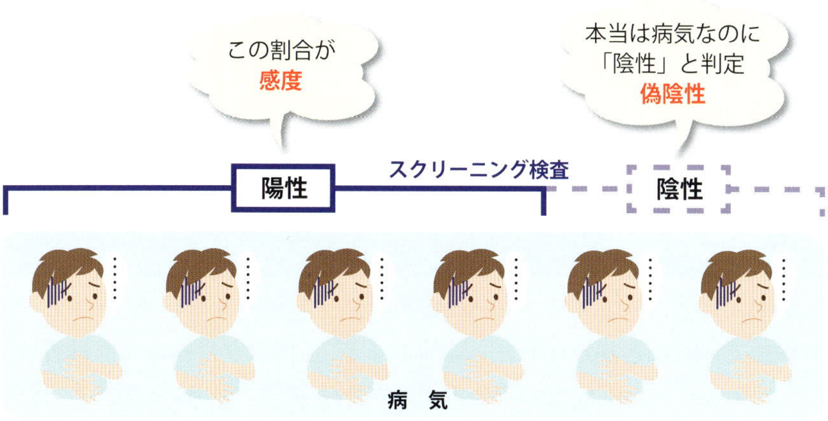

この割合が
感度
本当は病気なのに
「陰性」と判定
偽陰性
陽性
スクリーニング検査
陰性
病　気

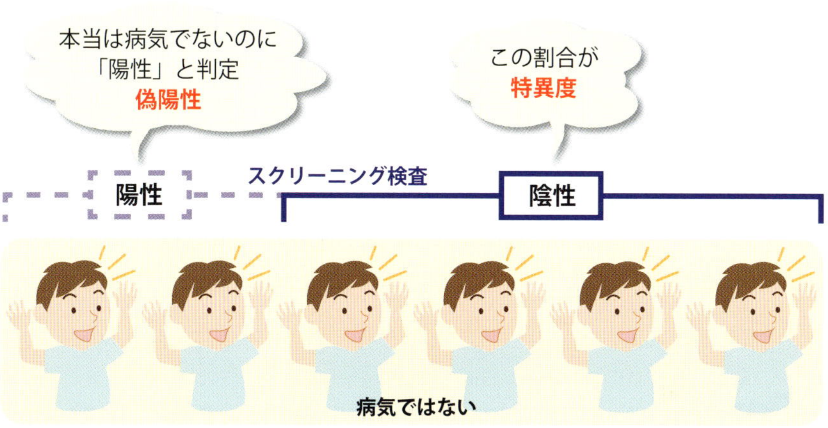

本当は病気でないのに
「陽性」と判定
偽陽性
この割合が
特異度
陽性
スクリーニング検査
陰性
病気ではない

第 13 章　スクリーニング検査の評価

3 私たちが知りたいこと

陽性的中度

　さて，ここで，ある一人の 50 歳の男性サラリーマンがスクリーニング検査で「陽性」と判定されたとしましょう．このスクリーニング検査は，「2 スクリーニング検査の評価指標」の例と同じ，感度 = 80％，特異度 = 90％だとします．と，すると……．スクリーニング検査で「陽性」だったために，この人は，「自分が胃潰瘍である確率が 80％だ!?」と焦って思ってしまうかもしれません．

　しかし，これは違います．冷静によく考えてみてください．感度というのは，『実際に病気の人のうち，スクリーニング検査で「陽性」と判定された人の割合』のことです．今知りたいのは，『スクリーニング検査で「陽性」と判定される人のうち，実際に病気の人の割合』です．意味が違いますよね．スクリーニング検査を受けた人が知りたいのは，感度ではなくて，

> **Point**
> ●陽性的中度
> スクリーニング検査で「陽性」と判定される人のうち，実際に病気の人の割合

ですよね．

　では，陽性的中度を，これまでみてきた胃潰瘍の例で計算してみましょう．表は次ページに再掲しています．

	精密検査		合 計
簡易検査	胃潰瘍あり	胃潰瘍なし	
胃潰瘍あり	144	2	146
胃潰瘍なし	36	18	54
合 計	180	20	200

　スクリーニング検査で「陽性」と判定された人は 146 人です．このうち，精密検査でも「陽性」と判定されたのは 144 人です．なので，144 / 146 = 98.6％でよさそうですね．

　「えっ！そんなに確率高いの!?」と思う前に，もう一度冷静によく考えてみてください．この表にある結果は，実際に胃潰瘍の人が 180 / 200 = 90％もいます．一般的な 40 〜 60 歳の男性サラリーマンの 90％もの人が胃潰瘍であるわけがないですよね．そんなに胃潰瘍の人が多かったら大変なことです．このように単純に陽性的中度を計算してはいけないのです．

陽性的中度の推定

　では，どのように陽性的中度を計算すればよいのでしょうか？
　先ほどの計算の問題は，「一般的な 40 〜 60 歳の男性サラリーマンの 90％もの人が胃潰瘍であるわけがない」にもかかわらず，胃潰瘍の人が 90％もいるデータで計算したところにあります．だったら，一般的な 40 〜 60 歳の男性サラリーマンの胃潰瘍の有病割合（p.139 参照）と，表中の精密検査で胃潰瘍ありの人の割合が一致するように調整してから，陽性的中度を計算すればよいのです．
　そんな計算はどうすればいいのか……．
　この例を使ってみていきましょう．
　例えば，仮に，40 〜 60 歳の男性サラリーマンの胃潰瘍の有病割合が 10％だとわかっているとしましょう．全員で x（人）の人がいるとした

ら，有病割合が 10％なので，実際に胃潰瘍の人が 0.1x（人），実際に胃潰瘍でない人が 0.9x（人）いることになります．

スクリーニング検査の感度が 80％（偽陰性の確率が 20％），特異度が 90％（偽陽性の確率が 10％）なので，

- 実際に胃潰瘍の人のうち，簡易検査でも胃潰瘍ありの人は，
 0.1x × 0.8（人）
- 実際に胃潰瘍の人のうち，簡易検査では胃潰瘍なしの人は，
 0.1x × 0.2（人）
- 実際に胃潰瘍でない人のうち，簡易検査では胃潰瘍ありの人は，
 0.9x × 0.1（人）
- 実際に胃潰瘍でない人のうち，簡易検査でも胃潰瘍なしの人は，
 0.9x × 0.9（人）

となるはずですよね．これを表にまとめると，

簡易検査	精密検査 胃潰瘍あり	精密検査 胃潰瘍なし	合計
胃潰瘍あり	0.1x × 0.8	0.9x × 0.1	0.1x × 0.8 + 0.9x × 0.1
胃潰瘍なし	0.1x × 0.2	0.9x × 0.9	0.1x × 0.2 + 0.9x × 0.9
合計	0.1x	0.9x	x

となります．この表にもとづいて陽性的中度を計算すると，

$$\frac{0.1x \times 0.8}{0.1x \times 0.8 + 0.9x \times 0.1} = \frac{8}{17} = 47.1\%$$

となります．これが正しい陽性的中度です．スクリーニング検査で「陽性」と判定される人のほとんど（98.6％）が実際に胃潰瘍であるわけではなくて，半分弱の人が胃潰瘍であるということですね．

陰性的中度

「陽性的中度」があるということは，「陰性的中度」というのもあります．陰性的中度というのは，

> **Point**
> ●陰性的中度
> **スクリーニング検査で「陰性」と判定される人のうち，実際に病気でない人の割合**

のことです．前の例で計算してみると，

$$\frac{0.9x \times 0.9}{0.1x \times 0.2 + 0.9x \times 0.9} = \frac{81}{83} = 97.6\%$$

となります．陽性的中度と同様，18 / 54 = 33.3%と計算してはいけません．

> **Point**
> ●陽性的中度と陰性的中度の推定には……
> **感度と特異度に加えて，有病割合の情報が必要**

なのです．

第 13 章 スクリーニング検査の評価

4 ROC 曲線

これまでは、スクリーニング検査の結果が「陽性（病気あり）」「陰性（病気なし）」の 2 分類でした。しかし、実際には、検査結果が数値で表されるなど、2 分類とはならないこともあるのです。このような場合、スクリーニング検査の評価をどのようにすればいいのでしょうか？　また、どこから「病気がある（陽性）」と判断したらいいのでしょうか？

ROC 曲線によるスクリーニング検査の評価

これらの問題を解決してくれるのが、**ROC 曲線**と呼ばれるものです。ROC は receiver operating characteristic（日本語で「受信者特性動作曲線」）の頭文字をとったものです。ROC 曲線がいったい何なのか、をみるために、スクリーニング検査の評価が次の 5 段階でなされる場合を考えてみましょう。

スクリーニング検査の評価
- 絶対に病気ではない
- たぶん病気ではない
- わからない
- たぶん病気である
- 絶対に病気である

例えば、50 人の人にこのスクリーニング検査と精密検査を受けてもらった結果、次の結果が得られたとしましょう。

スクリーニング検査	精密検査 病気あり	病気なし	
絶対に病気である	8	1	← ①
たぶん病気である	7	1	← ②
わからない	6	4	← ③
たぶん病気でない	3	9	← ④
絶対に病気ではない	1	10	← ⑤
			← ⑥
合　計	25	25	

　このとき，表の右側にある①〜⑥の「←」のところを**カットオフ値**（陽性か陰性かを決めるポイント）として，それぞれについて感度と特異度を計算します．どういうことかというと……．カットオフ値を①のところにしたとすると，たとえ「絶対に病気である」と判定されても陰性となるので，スクリーニング検査では全員が陰性とみなされます．そうすると，感度は0％，特異度は100％になりますね．

　②のところでは，スクリーニング検査で「絶対に病気である」と判定された人のみを陽性とみなして，その他の人を陰性とみなします．そうすると，感度は8／25＝32％，特異度は（25－1）／25＝96％になりますね．

　この作業を⑥まですべてやっていくわけです．そうすると，次の表ができあがります．

カットオフ値	感　度	特異度	1 － 特異度
①	0／25 ＝　　0％	25／25 ＝ 100％	0％
②	8／25 ＝　32％	24／25 ＝　96％	4％
③	15／25 ＝　60％	23／25 ＝　92％	8％
④	21／25 ＝　84％	19／25 ＝　76％	24％
⑤	24／25 ＝　96％	10／25 ＝　40％	60％
⑥	25／25 ＝ 100％	0／25 ＝　　0％	100％

　この表を，横軸に「1 － 特異度」，縦軸に「感度」をとって，カットオフ値①〜⑥での「1 － 特異度」と「感度」の値をプロットして線でつないだものがROC曲線です．

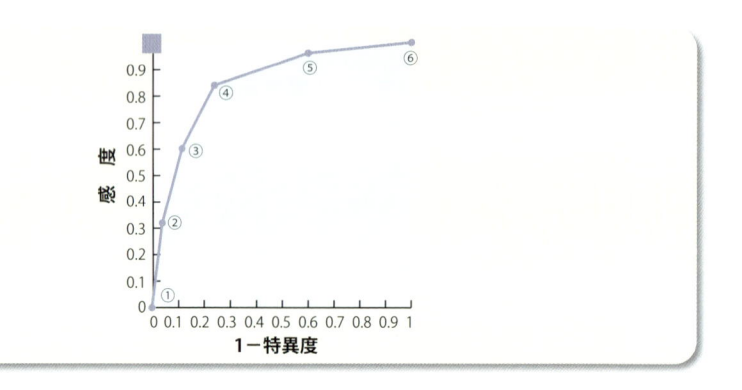

スクリーニング検査の評価は，この ROC 曲線の下の部分の面積（上の図の　色部分）で行います．この面積のことを，area under the curve の頭文字をとって，**AUC** と言います．感度が大きくて，かつ，特異度が大きい（「1 − 特異度」が小さい）ほど AUC の値は大きくなるはずですよね．だから，

Point
AUC の値が大きいほど，そのスクリーニング検査の精度は高い

ことになります．例えば，3 つのスクリーニング検査（A）〜（C）について，それぞれ下の図のような ROC 曲線が描けた場合には，（A）のスクリーニング検査の精度が最も高く，（C）のスクリーニング検査の精度が最も低いことになります．

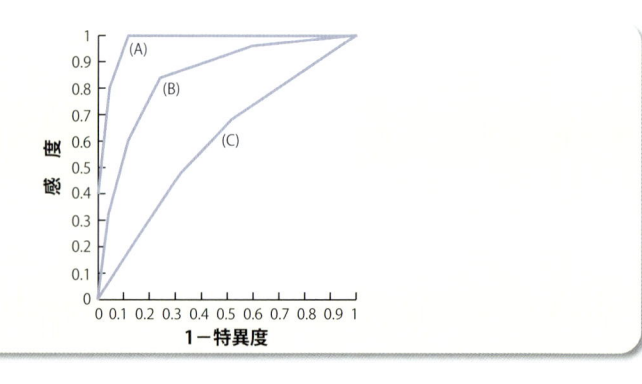

238　第 13 章　スクリーニング検査の評価

カットオフ値の推定

最後に，スクリーニング検査でどこから「病気がある（陽性）」と判断したらいいのか，ですが……．これにはいくつかの方針があります．ここでは一番シンプルな方法だけを紹介します．

精度の高いスクリーニング検査であれば，感度が1に近くて，特異度も1に近い（「1 − 特異度」が0に近い）はずですよね．と，すると，カットオフ値①〜⑥を用いて作成した前ページ上の図の（1 − 特異度, 感度）＝（0, 1）（図中の■）からの距離が最も近いところにある丸をカットオフ値（陽性か陰性かを決めるポイント）とすればいいですよね[1]．

今の場合，④が■からの距離が最も近いところにあります．ここで，もう一度結果の表（以下に再掲）を見てほしいのですが……．

スクリーニング検査	精密検査 病気あり	精密検査 病気なし	
絶対に病気である	8	1	← ①
たぶん病気である	7	1	← ②
わからない	6	4	← ③
			← ④
たぶん病気でない	3	9	← ⑤
絶対に病気ではない	1	10	← ⑥

④は「わからない」と「たぶん病気でない」の間にあることがわかりますよね．したがって，「絶対に病気である」「たぶん病気である」「わからない」のいずれかであれば陽性，「たぶん病気でない」「絶対に病気でない」のどちらかであれば陰性と判定するのがベストだということになります．

---

1) 式で書くと，「$(1 - 感度)^2 + (1 - 特異度)^2$」の値が最小，ということになります．

第 13 章　スクリーニング検査の評価

5　精神疾患は血液で判定できるか？

　さて，この章で述べてきたことをふまえた上で，もう一度「1 はじめに」に挙げた新聞記事の内容をみてみましょう．

　うつ病や統合失調症などの精神疾患の血液検査にもとづく判定法に関する記事でしたが……．

　最後に，「……，うつ病の正診率は 95%，統合失調症は 96% に達した」と書かれています．

　「2 スクリーニング検査の評価指標」で述べたように，正診率（一致度）という指標は，スクリーニング検査の精度を評価するのにあまり適切な指標ではありません．実際にはそんなことはないと思いますが，正診率（一致度）を高くするためにわざといい加減に検査をすることもできるのです．感度と特異度の情報が欲しいですよね．

　「1 はじめに」に挙げた新聞記事の中に，「問診や行動観察が主流だった精神科診療で，客観的な数値指標を診断に取り入れることができる」との記載があります．この章で用いた言葉を使うと，「問診や行動観察」が「精密検査」に当たることになります．果たして「問診や行動観察」で 100% 正しい判定を下すことが可能なのでしょうか？

　私は精神科医ではないのでわかりませんが，もし不可能だったら……．感度と特異度の値が大きいからといって，それが本当に検査の精度を適切に示しているのかどうかも疑問ですよね．

第 13 章　で学んだこと

☑ スクリーニング検査の評価
- 感度と特異度を用いる
  正診率（一致度）はあまり適切な指標でない

☑ 感度，特異度と陽性的中度，陰性的中度
- 感度，特異度
  スクリーニング検査の評価には有効
  スクリーニング検査を受けた人には有用な情報を与えない
- 陽性的中度，陰性的中度
  スクリーニング検査を受けた人に有用な情報を与える
  推定するためには有病割合の情報も必要

☑ ROC 曲線
- 描き方
  ① すべてのカットオフ値で感度と特異度を計算
  ② 横軸に「1 − 特異度」，縦軸に「感度」をとって，各カットオフ値での値をプロットして線でつなぐ
- AUC で評価
  感度と特異度が大きいほど AUC は大きな値をとる
  AUC の値が大きいほどスクリーニング検査の精度が高い
- 最適なカットオフ値
  （1 − 特異度，感度）＝（0，1）からの距離が最も近いところにあるカットオフ値

14章

生存時間データの解析

『率』で評価するのは難しい

第14章　生存時間データの解析

1　はじめに

まずは次の新聞記事を読んでみてください．

> **冬虫夏草で肝細胞がん縮小　〇〇大確認**
>
> 　古くから滋養強壮などの漢方薬として珍重されてきたキノコ「冬虫夏草（とうちゅうかそう）」を使った薬剤治療に肝細胞がんの進展を抑える効果があることを，〇〇大の△△教授らのグループが3日までに確認した．この治療を受けた患者の生存期間が延び，がん細胞が縮小する効果があり，副作用はみられなかったという．
>
> 　　　　　　　　　　（中略）
>
> 　冬虫夏草はこれまでも経験的にがん患者に処方されていたが，科学的にがんの抑制効果を実証した研究は世界初という．
>
> 　△△教授によると，肝がんの9割を占める肝細胞がんは初期段階では症状がないことから，発見時には進行して切除できない場合が多い．その場合，抗がん剤などによる治療を行っても，世界平均で12ヵ月以内にほぼ全員が死亡している．
>
> 　研究では1998年から2002年に生薬治療を受けた101人の肝細胞がん患者のデータを比較．生存期間の中央値を比較すると，冬虫夏草を含まない2, 3種類の生薬による治療を受けた患者群は6.4ヵ月だったのに対し，冬虫夏草を主体にした4種類の生薬による治療を受けた患者群は40.2ヵ月だった．
>
> 　　　　　　　　　　（後略）
>
> 　　　　有名地方紙（2013年3月某日）より抜粋（一部改変）

冬虫夏草の生薬治療を受けたグループで生存期間の中央値が40.2ヵ月．冬虫夏草を含まない生薬治療を受けたグループ（6.4ヵ月）と比べると3年弱も長くなっています．すごい結果ですね．この研究がランダム化研究なのかどうか，この記事の文面からはわからないので，交絡の影響を受けているかもしれないし，因果関係については不明ですが……．

　ここでは，生存期間の中央値を比較していることに注目してみましょう．なんで中央値なのでしょうか？　平均値ではいけないのでしょうか？　と言うか，3章で，イベント発生（この記事では死亡）までの時間に興味があるときには「率」だと言ってたじゃないか……などの疑問が出てくるのではないでしょうか．

　この章では，イベント発生までの時間に興味があるときの解析についてお話しします．

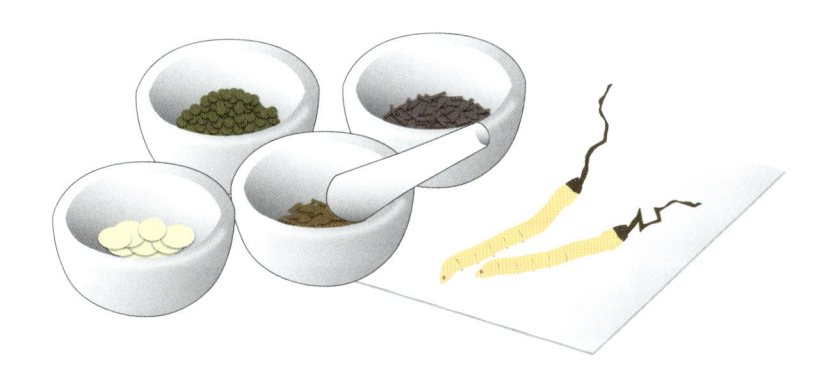

第14章　生存時間データの解析

2　生存時間解析とは？

▶『生存』に限らず……

　この章のタイトルに含まれている「生存時間」という言葉ですが，これは「生存している時間」を表します．言い方を変えると，「死亡するまでの時間」ということになります．したがって，生存時間解析というのは，死亡するまでの時間に興味があるときに用いられる統計解析手法ということになります．例えば，肺がん患者を対象として，新しく開発された新治療の延命効果を調べるために，現在使われている標準治療を受けるグループをコントロールグループとしてランダム化研究をするときなどに用いる統計解析手法です．

　しかし，死亡するまでの時間だけではなく，より広く一般的に，「病気が再発するまでの時間」や「退院するまでの日数」など，とにかく「あるイベントが発生するまでの時間」に興味があるときに用いる統計解析手法を，総称して**生存時間解析**と呼びます．

▶打ち切り

　生存時間データで必ずと言っていいほど存在するのが，「打ち切り」と呼ばれるものです．打ち切りが何かを理解するために，次のA～Eの5人を例に挙げてみていきましょう．

　次ページの図は，A～Eの各人で，左側の●印の時点で研究に登録されて，右側の●印の時点でイベント発生が確認されたことを意味しています．つまり，2つの●印の間の線の長さが，イベント発生までの時間ということになります．Aさん，Bさん，Dさんのように，イベントの発生が確認された人についてはよいのですが……．

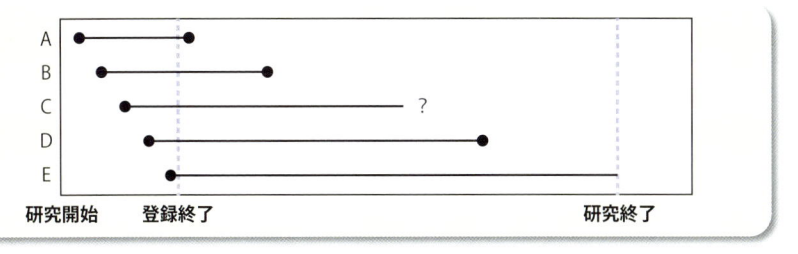

```
        A  ●━━━━━━━●
        B   ●━━━━━━━━━●
        C    ●━━━━━━━━━━━━━━━?
        D     ●━━━━━━━━━━━━━●
        E      ●━━━━━━━━━━━━━━━━━━
           研究開始  登録終了              研究終了
```

Eさんをみてみましょう．Eさんは研究終了時点でイベントを発生していません．と，いうことは，Eさんのイベント発生までの時間については，左側の●印から研究終了時点まではイベントを発生していないことはわかるけれども，その後どうなったのかはわからない（イベントを発生したとしても，それがいつかはわからない）ことになります．

Cさんは，研究の途中で，なぜかはわからないけれども追跡不可能になっています．よって，Cさんのイベント発生までの時間については，左側の●印から？印の時点まではイベントを発生していないことはわかるけれども，その後どうなったのかはわからない（イベントを発生したとしても，それがいつかはわからない）ことになります．

このCさん，Eさんのように，イベント発生までの時間を把握できなくなってしまったデータのことを，**打ち切り**データと言います．つまり，打ち切りデータとは，

Point

打ち切りデータ
- ある時点まではイベントを発生していないことがわかっている
- その後いつイベントを発生したかは不明
- その時点でイベント発生に関する情報が打ち切られている

というものです．

打ち切りデータがあるために，生存時間解析は厄介なのです．では，打ち切りデータがあるときには，どのような統計解析をすればよいのでしょうか？

第14章　生存時間データの解析

3 生存時間データの評価

　打ち切りデータを含む生存時間解析をどのようにするかをみるために，前の5人を例に出して考えてみましょう．

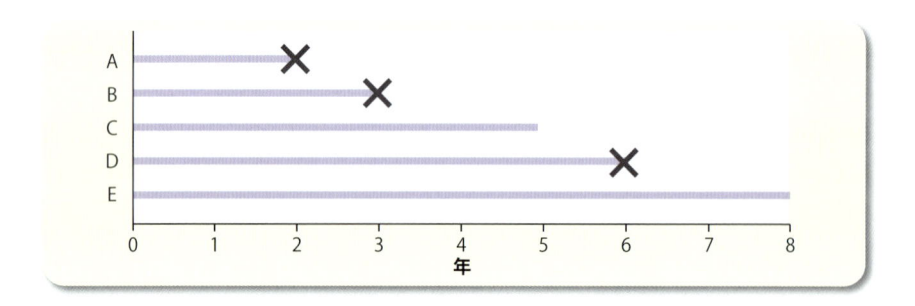

　この図は，5人の人を追跡調査した結果，研究に登録されてから，Aさんは2年目にイベントを発生，Bさんは3年目にイベントを発生，Dさんは6年目にイベントを発生しましたが，Cさんは5年目に打ち切り，Eさんは8年目に打ち切りとなりました，ということを示しています．

これまでに登場した評価指標

　まず手始めに，イベント発生までの時間について，7章で登場した平均値と中央値を考えてみましょう．単純に，

- 平均値 ＝（2＋3＋5＋6＋8）/5 ＝ 4.8（年）
- 中央値 ＝ 5（年）

とするのは明らかに間違いですよね．Cさんは5年目に打ち切り，Eさんは8年目に打ち切りとなっています．だから，Cさんは少なくとも5

年間はイベントを発生してない，Eさんは少なくとも8年間はイベントを発生してない，ということがわかっているだけで，その後いつイベントを発生したのかはわかりません．この計算からは，平均値は4.8年よりも長い，中央値は5年よりも長い，ということだけはわかりますが，それ以上のことはわかりません．

だったら，打ち切りデータを無視して，Aさん，Bさん，Dさんの3人だけで平均値と中央値を計算してみましょう．すると，

- 平均値 ＝ (2 ＋ 3 ＋ 6) / 3 ＝ 3.66……（年）
- 中央値 ＝ 3（年）

となります．これも明らかに間違いですよね．たった今，平均値は4.8年よりも長い，中央値は5年よりも長い，ということがわかったばかりです．

Point
打ち切りデータを無視すると，解析結果が正しくなくなる

のです．結局，平均値や中央値は，打ち切りデータが存在する限り，生存時間解析には使えないということです．

では，今度は，3章で登場した割合と率を考えてみましょう．

まず，割合ですが，これは使えないですよね．3章で述べたように，割合は時間とは無関係な指標です．

では，率を考えてみましょう．イベントを発生したのがAさん，Bさん，Dさんの3人なので，イベント発生数は3です．CさんとEさんはデータが打ち切られていますが，打ち切られるまでの時間はわかっています．よって，合計観察人年は2 ＋ 3 ＋ 5 ＋ 6 ＋ 8 ＝ 24となります．したがって，率は，人年法で3 / 24 ＝ 0.125と計算されます．

ところが，これで解決！　ということには残念ながらならないのです．実は，

> **Point**
> 人年法の計算結果が正しいためには「イベント発生率が常に一定である」という前提条件が必要

なのです．つまり，1年目のイベント発生率も，2年目のイベント発生率も，3年目のイベント発生率も，ずっと等しくなければならないのです．この前提条件は，国の人口データのような大規模データを対象とする場合には，少なくとも近似的にはリーズナブルでしょう．

しかし，新治療と標準治療を比較するランダム化臨床試験などではリーズナブルではないかもしれません．最初の方はイベント発生率が高くて，時間が経つにつれて低くなっていったり，あるいは，その逆だったり……．時々刻々イベント発生率が変化すると考えた方が現実的です．例えば，どうしても厳しい治療を受けなければならない場合，その厳しい治療を乗り越えれば死亡率は低くなるかもしれませんが，それまでは死亡率が低くないかもしれません．

では，時々刻々変化するイベント発生率をどのように評価すればよいのでしょうか？

生存曲線

打ち切りも考慮に入れつつ，時々刻々変化するイベント発生率を評価するなんて……．そんな難しそうなことを考えるのは，とりあえずやめておきましょう．その代わり，ある時点までイベントを発生しない確率を考えてみましょう．ここでは，イベントを死亡として話を進めます．ある時点までイベントを発生しない確率を「生存割合」と呼ぶことにして，この生存割合をグラフ表示することを考えます．

上記の5人では，

- Aさんは2年目に死亡
- Bさんは3年目に死亡
- Cさんは5年目に打ち切り
- Dさんは6年目に死亡
- Eさんは8年目に打ち切り

となります．最初の2年間は全員生存しているので，生存割合は1（＝100％）です．そして，2年目に5人中1人（Aさん）が死亡しています．つまり，2年目の死亡割合は1/5なので，生存割合は

2年目

$$1 - \frac{1}{5} = \frac{4}{5} = 0.8$$

（1人が死亡／5人中）

となります．ここまでのところを，横軸に時間（年），縦軸に生存割合をとってグラフ表示すると次のようになります．

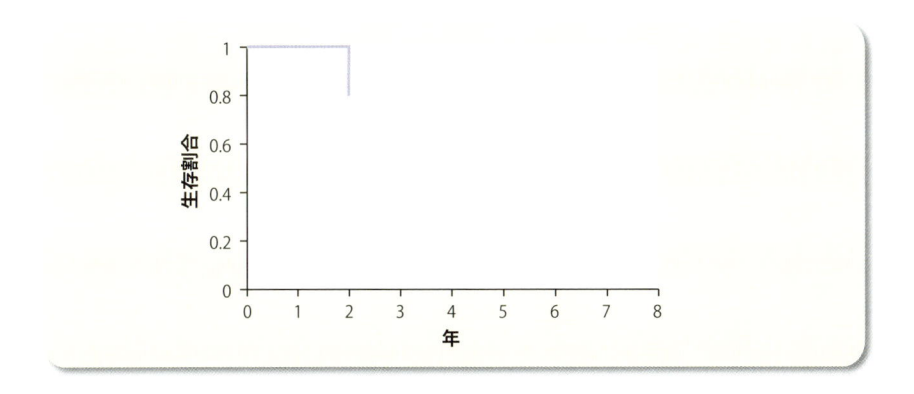

確かに，最初の2年間の生存割合は1で，2年目に生存割合が0.8まで下がっていますね．この時点で，B〜Eさんの4人が残っています．この4人は4/5＝0.8の確率で2年目まで生存していて，3年目に，

この 4 人のうちの 1 人（B さん）が死亡しています．よって，3 年目の生存割合は，

$$3\text{年目}\quad \underbrace{\frac{4}{5}}_{2\text{年目までの生存割合}} \times \left(1 - \frac{\overbrace{1}^{1\text{人が死亡}}}{\underbrace{4}_{4\text{人残っている}}}\right) = \frac{3}{5} = 0.6$$

となります．前のグラフの続きを描くと，次のようになりますね．

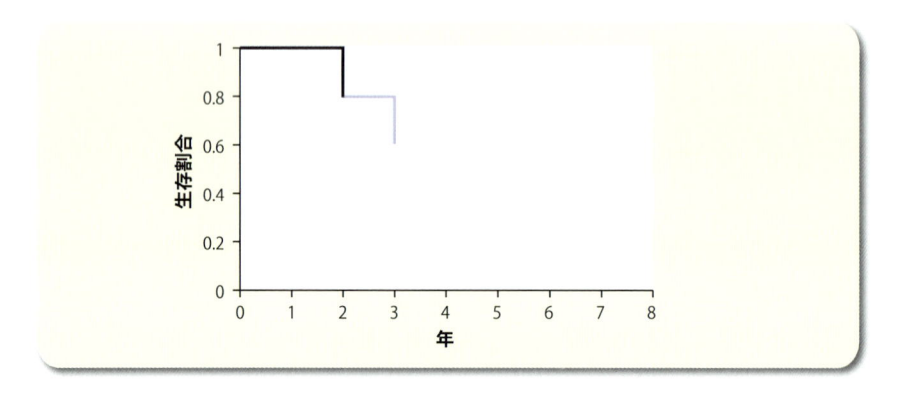

この時点で残っているのは C 〜 E さんの 3 人です．次は，C さんが 5 年目に打ち切りとなっています．残った 3 人のうち，誰も死亡していないので，5 年目の生存割合は，

$$5\text{年目}\quad \underbrace{\frac{3}{5}}_{3\text{年目までの生存割合}} \times \left(1 - \frac{\overbrace{0}^{\text{誰も死亡していない}}}{\underbrace{3}_{3\text{人残っている}}}\right) = \frac{3}{5} = 0.6$$

です．打ち切りがあったことを，ちょっと目印をつけて，次のグラフのように示しておきましょう．

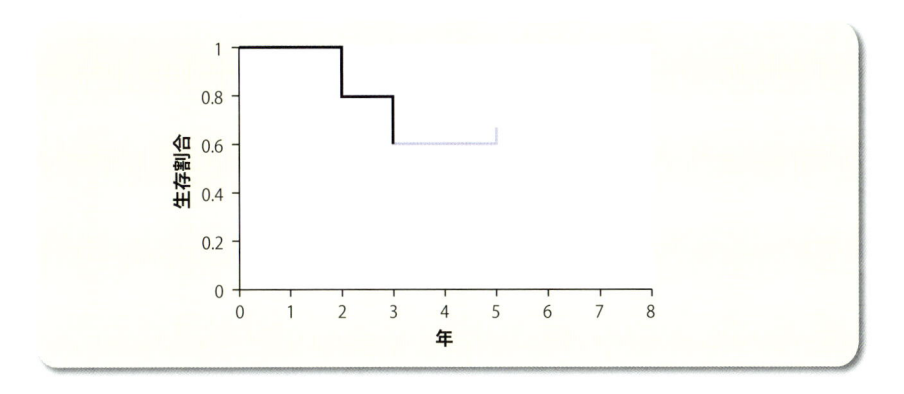

この時点で残っているのは D 〜 E さんの 2 人です．次は，D さんが 6 年目に死亡しています．つまり，6 年目の生存割合は，

6 年目

$$\frac{3}{5} \times \left(1 - \frac{1}{2}\right) = \frac{3}{10} = 0.3$$

- $\frac{3}{5}$：5 年目までの生存割合
- 1 人死亡
- 2 人残っている（打ち切りの人は残らない）

です．生存割合のグラフは次のようになりますね．

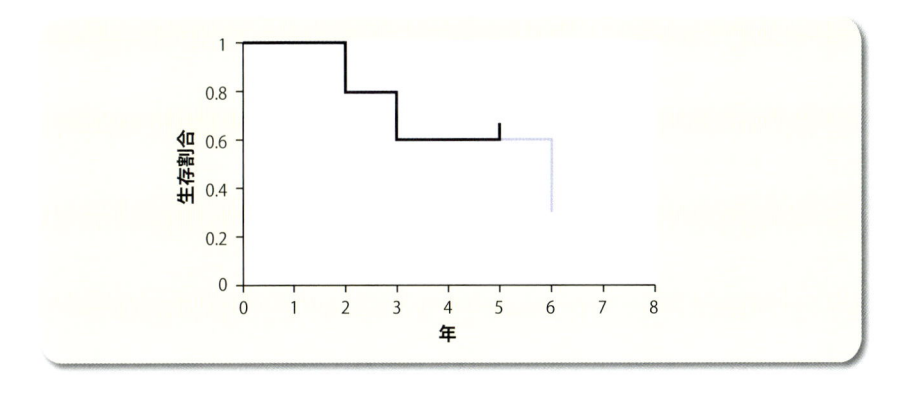

最後に，Eさんが8年目に打ち切りとなっているので，

8年目

$$\underset{\text{6年目までの生存割合}}{\frac{3}{10}} \times \left(1 - \underset{\substack{\text{1人残っている} \\ \text{(打ち切りの人は残らない)}}}{\frac{\overset{\text{誰も死亡していない}}{0}}{1}}\right) = \frac{3}{10} = 0.3$$

で，生存割合のグラフは次のようになります．

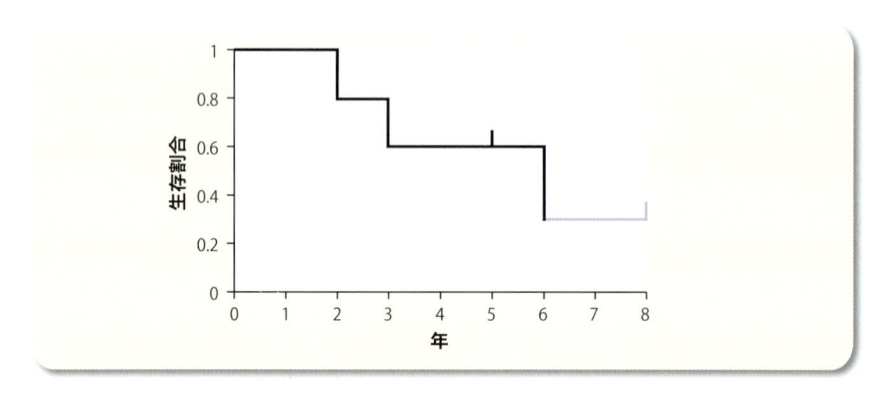

　このようにして描いた生存割合のグラフを**生存曲線**と言います．Kaplan 先生と Meier 先生が共同で開発したものなので，Kaplan–Meier curve とか Kaplan–Meier plot と言うこともあります．
　これで，ある時点までイベントを発生していない確率を，打ち切りも考慮に入れて評価することができますね．

第 14 章　生存時間データの解析

4 生存曲線の特徴

ランダムな打ち切りとランダムでない打ち切り

　ここまでの話では，たとえイベント発生率が時々刻々変化しようと，打ち切りがあろうと，ある時点までイベントを発生していない確率，つまり生存割合を，生存曲線によって正しく評価できるということでした．

　しかし，一言で「打ち切り」と言ってもいろいろあって，実は，打ち切りの種類によっては，生存割合を生存曲線によって正しく評価できなくなってしまうこともあるのです．

　「打ち切り」は，次の2つのタイプに分類されます．

> **Point**
> ●ランダムな打ち切り
> 　イベントの発生とは無関係な理由による打ち切り
> ●ランダムでない打ち切り
> 　イベントの発生に関係した打ち切り

　ランダムな打ち切りには，例えば，研究終了時点でイベントが発生していない場合が含まれます．研究者が「この時点で研究を終了します」と決めていて，その時点で打ち切りとなるので，まさに「イベントの発生とは無関係な理由による打ち切り」になりますよね．「2生存時間解析とは？」で例示した A～E さんの5人（次ページに再掲）の中では，E さんがこれにあたります．

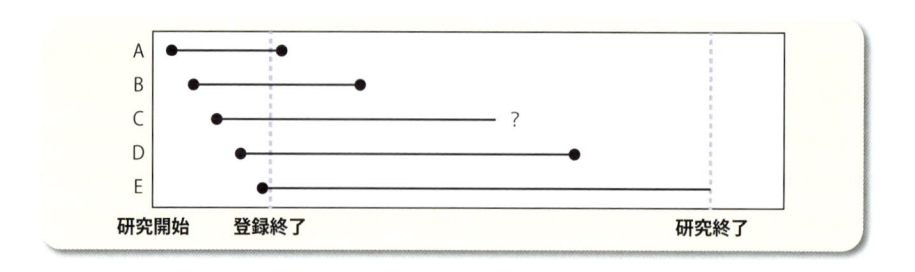

```
A  ●────────●
B  ●────●
C    ●──────────────?
D    ●──────────────●
E    ●────────────────────────●
  研究開始  登録終了              研究終了
```

　他にも，「転居」などがランダムな打ち切りに含まれます．引っ越すことによってイベントが発生しやすくなるとかしにくくなるとかいったことは，特殊な場合でない限りあり得ないですよね．

　それに対して，イベントの発生リスクが高い人（あるいは低い人）が選択的に打ち切りを受けている場合は，ランダムでない打ち切りとなります．例えば，症状の重い人ほど転院するなどして追跡不可能となってしまうと，健康によくないイベントの発生リスクが高い人が選択的に打ち切りを受けることになります．このような場合に生存曲線を描くと，生存割合を下げそうな人ほど打ち切りとなるので，実際よりも生存割合が高く推定されることになってしまいます．

　したがって，

> **Point**
> 生存曲線は，打ち切りがランダムなら結果は正しいが，打ち切りがランダムでないなら結果は正しくない

ことになります．逆に言うと，

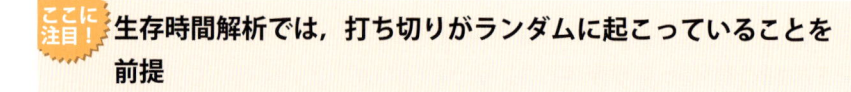

> **ここに注目！** 生存時間解析では，打ち切りがランダムに起こっていることを前提

としているのです．もし，上の図のCさんの打ち切りがランダムでなかったら，「③生存時間データの評価」で描いた生存曲線が正しくないこと

になってしまうのです．

推定精度

　突然ですが，「確率1/3」を考えてみましょう．同じ1/3でも，「300人中100人」と「3人中1人」では意味が違いますよね．「300人中100人」の方がより確信が持てます．言い方を変えると，推定精度が高いことになります．

　さて，ここで，もう一度「3 生存時間データの評価」で話した生存曲線の描き方を思い出してみましょう．最初は対象者全員がイベントを発生していないので生存割合100%でしたが，最後は，たった1人のデータにもとづいて生存割合を計算していました．と，いうことは，時間が経つ（横軸の値が大きくなる）につれて，だんだん少ない人数で生存割合を推定することになるのです．よって，「確率1/3」の話と照らし合わせると，

> **Point**
> **生存曲線は，時間が経つ（横軸の値が大きくなる）につれて推定精度が低くなっていく**

のです．

　それから，打ち切りがランダムなら生存曲線の結果は正しいと言いましたが，いくらランダムな打ち切りと言っても，打ち切りは打ち切りです．打ち切りが起こった時点まではイベントを発生していないことはわかりますが，イベントを発生するまでの時間がきちんとわかるわけではありません．よって，打ち切りが多ければ，その分，イベント発生までの時間に関する情報が少なくなってしまうのです．情報が少なければ，やっぱり，結果に対する信用度は低くなってしまいますよね．

> **Point**
> 打ち切りが多ければ多いほど，生存曲線の結果に対する信用度は低くなる

のです．

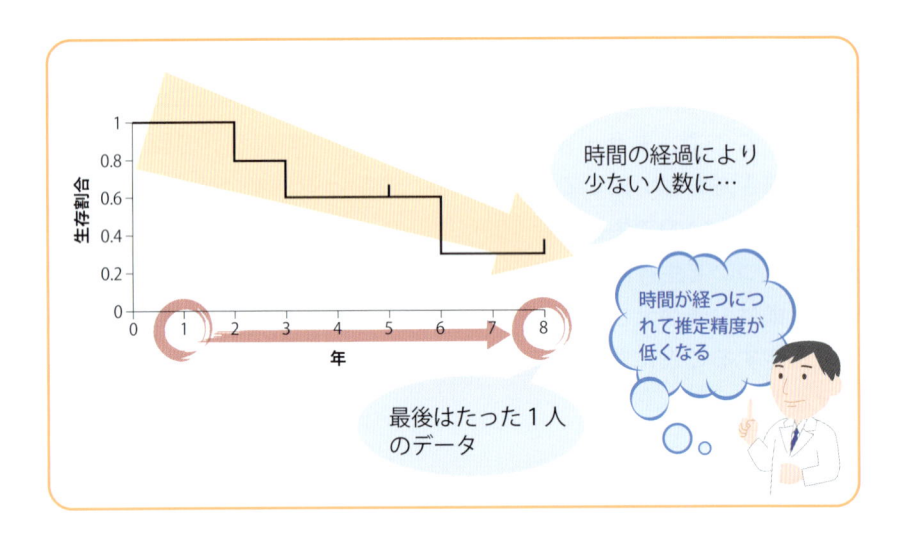

生存期間中央値

　生存曲線は，ある時点までイベントを発生しない確率をグラフで示してくれます．しかし，往々にして，多くの人は，平均値や中央値のように，1つの数値として要約した指標を見たくなります．そこで，**生存期間中央値**というものが1つの目安としてしばしば使われます．

　生存期間中央値は，7章で述べた中央値とはちょっと違って，生存曲線での生存割合（縦軸の値）がちょうど50％となる時間（横軸の値）のことを言います．例えば，「③生存時間データの評価」で描いた生存曲線では，次の図のように，生存割合が50％となるところでまっすぐ横に線を引いて，それが生存曲線にぶつかるところ，つまり6年目が

生存期間中央値となります．

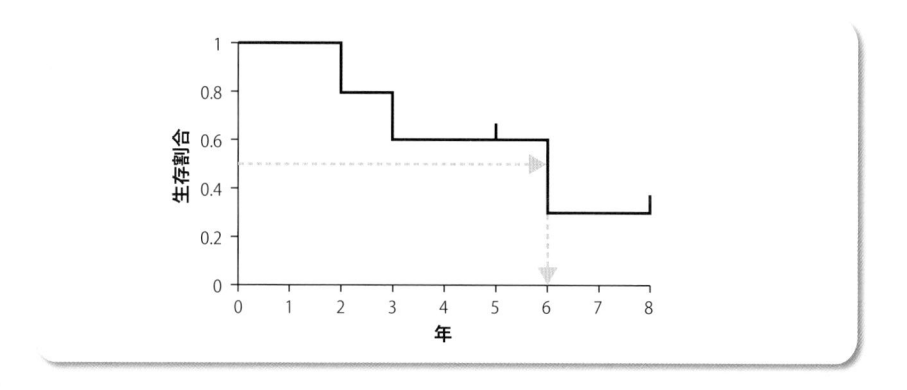

似たような指標として，「○年生存割合」も目安として使われることがあります．例えば，5 年生存割合は，時間（横軸の値）が 5 年のところでまっすぐ上に線を引いて，それが生存曲線とぶつかるところ（下の図）となります．だから，5 年生存割合は 60％ということになりますね．

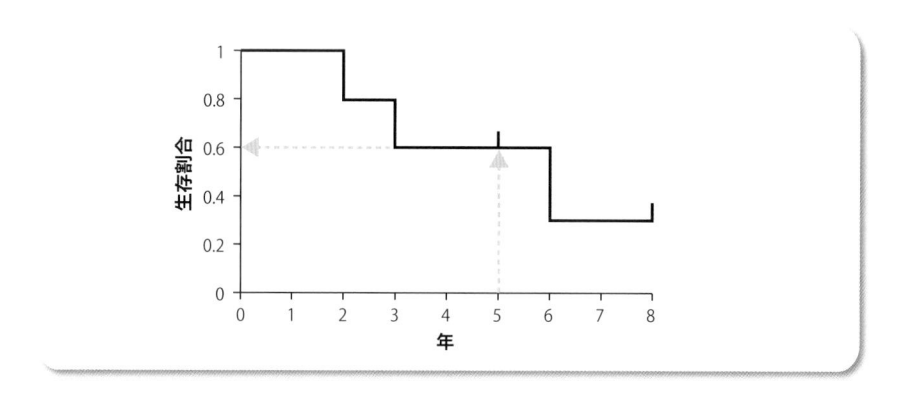

第 14 章　生存時間データの解析

5　冬虫夏草は肝細胞がんに効果的か？

　さて，この章で述べてきたことをふまえた上で，もう一度「①はじめに」に挙げた新聞記事の内容をみてみましょう．

　生存期間の中央値を比較しています．なんで平均値や率で比較していないのか，ということでしたが……．

　「③生存時間データの評価」で述べたように，「打ち切り」があるデータでは，7 章で登場した平均値や中央値を計算すると正しい結果は得られません．人年法で計算する率も，この記事にある臨床研究のデータでは，正確ではないかもしれないと考える方が賢明でしょう．人年法での計算結果が正しいためには，「イベント発生率が常に一定である」という前提が必要になります．

　この記事にある「生存期間の中央値」は，「④生存曲線の特徴」で述べた生存期間中央値でしょう．生存曲線を描いて，生存割合が 50% となる時間を示したものです．

　生存期間中央値は本当によく使われる指標です．あまりにもよく使われるせいか，その値だけですべてを判断しようとする人も少なからずいるように思います．しかし，これは危険なことなのです．なぜ危険かというと……．それは次章でお話しします．

第 14 章　で学んだこと

☑ 生存時間解析
- イベントが発生するまでの時間に興味があるときに用いる統計解析手法

☑ 打ち切り
- 打ち切りの種類
  - ランダムな打ち切り
    イベントの発生とは無関係な理由による打ち切り
  - ランダムでない打ち切り
    イベントの発生に関係した打ち切り
- 生存時間解析では，ランダムな打ち切りを前提

☑ 生存曲線
- ある時点までイベントを発生しない確率（生存割合）をグラフ表示したもの
  横軸：時間
  縦軸：生存割合
- 時間が経つにつれて推定精度が低くなる
- 打ち切りが多いほど，結果の信用度は低くなる

☑ よく使われる指標
- 生存期間中央値
  生存曲線で生存割合が 50% となる時間
- ○年生存割合
  生存曲線で○年目時点における生存割合

15章

『ハザード比』という指標

でもやっぱり『率』で評価したい

第15章 『ハザード比』という指標

1 はじめに

まずは次の新聞記事を読んでみてください.

> **コーヒー1日4杯で，死亡リスク高まる**
> **55歳未満 男性1.5倍，女性2.1倍（米研究チーム4万人調査）**
>
> 　毎日4杯以上のコーヒーを飲む55歳未満の人は，飲まない人に比べ，死亡率が高いとする疫学調査結果を，米○○大などが米医学誌に発表した．研究チームは「若い人はコーヒーを毎日3杯までに」と注意を呼びかけている．
>
> 　チームが，米国の約4万4千人にコーヒーを飲む習慣を書面で尋ね，その後17年ほど死亡記録などを調べた．その結果，55歳未満に限ると週に28杯以上コーヒーを飲む人の死亡率は，男性では1.5倍，女性では2.1倍になっていた．55歳以上では変化はなかった．
>
> 　コーヒーは世界で最もよく飲まれている飲み物の1つだが健康影響はよくわかっていない．
>
> 　世界保健機構（WHO）の国際がん研究機構は1991年，膀胱がんについてコーヒーを「発がんの可能性がある」物質に分類．含まれるカフェインが心臓に負担をかけるとの見方もある．
>
> 　一方で，米国立保健研究所（NIH）などは昨年，50〜71歳の男女40万人対象の疫学調査で，コーヒーを1日3杯以上飲む人の死亡率が1割ほど低いとの結果を発表している．また含まれる抗酸化物質が健康にいいとする研究もある．
>
> 　全日本コーヒー協会によると，日本人はコーヒーを週平均10.7杯（1日1.5杯程度）飲んでいる．
>
> 　　　　　有名全国紙（2013年8月某日）より抜粋（一部改変）

1日にコーヒーを4杯以上飲む55歳未満の人は，飲まない人に比べて死亡率が高いとのことです．コホート研究で，交絡を調整した結果でしょう．
　さて，「死亡率」ですが……．ここでは「割合」の意味ではなくて，言葉の通り「率」の意味で使われているのだと思います．しかも，恐らく，人年法を用いて計算したわけでもないと思います．言い方を変えると，「死亡率が常に一定である」ことを前提としているわけではないということです．
　だとすると，時々刻々変化するかもしれない死亡率を評価していることになるのですが……．そんな難しそうなこと，一体どうやってするのでしょうか？　そして，なぜ時々刻々変化するかもしれないものを「男性では1.5倍，女性では2.1倍」というように，1つの数値で表せるのでしょうか？

　この章では，生存時間データの評価についてもう一歩踏み込んだ話をしつつ，「ハザード比」という指標についてお話しします．

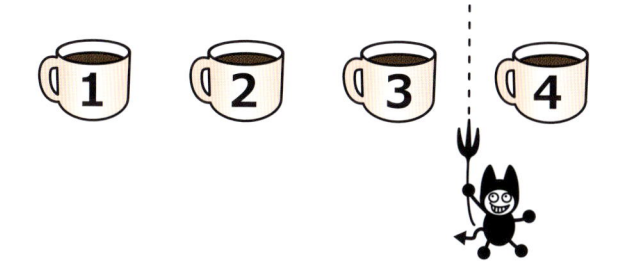

第 15 章 『ハザード比』という指標

2 生存曲線の比較

　ここでは，前章で紹介した生存曲線について，例えば「新治療群と標準治療群の比較」というように，グループ間の比較をすることを考えてみましょう．

　例として，ユーイング肉腫（一種の骨のがん）患者を対象に，術後化学療法の新治療群と標準治療群の無病生存期間[1]を比較する観察研究のデータ[2]を用います．新治療群 47 名と標準治療群 29 名が対象となっています．生存曲線は次のようになりました．◆印は打ち切りを表しています．

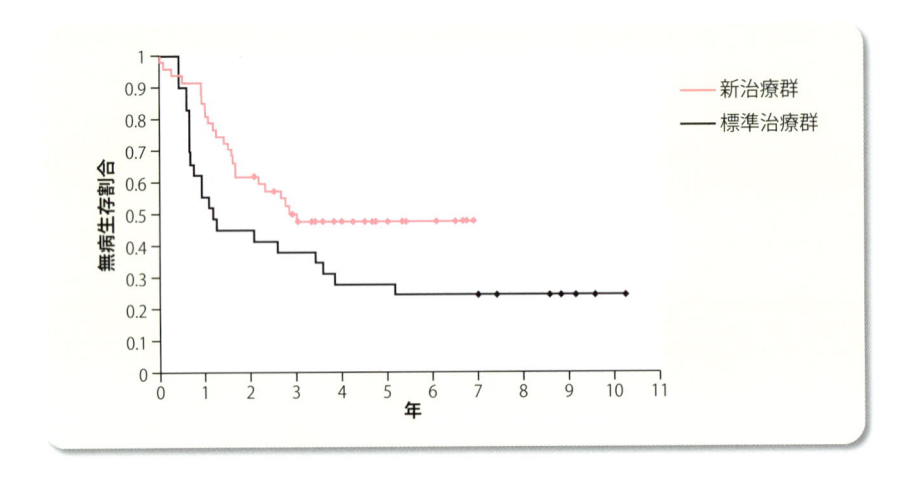

　図中の 2 本の生存曲線を見比べると，新治療群の生存割合が高いように思えますが……．

---

1) 治療後，再発や他の病気がなく生存している期間．
2) Cole SR, Hernán MA: "Adjusted survival curves with inverse probability weights"（Computer Methods and Programs in Biomedicine 2004; 75: 45-49）に掲載されたデータ．

生存期間中央値の比較

　生存曲線の見た目での比較だけではちょっと感覚的すぎる気がしますよね．そこで，前章で紹介した生存期間中央値で比較することを考えてみましょう．

　生存期間中央値は，前ページの生存曲線から，新治療群では3年0ヵ月，標準治療群では1年2ヵ月と推定されます．この推定値から，「無病生存期間が1年10ヵ月も延長する！ 新治療は有効だ！」と結論付けてもよいものなのでしょうか？

　よく考えてみましょう．生存期間中央値というのは，生存割合が50%となる1ポイントを示しているにすぎません．たった1ポイントで比較しているということは，生存曲線全体からの情報を用いていることにはなりませんよね．生存割合が50%となる時点さえ同じであれば，生存曲線の形がどうなっていようと関係ない，ということになってしまいます．例えば，極端な話，生存割合が50%となる時点を過ぎた直後に，新治療群の残り全員がイベントを発生して，標準治療群の残り全員がイベントを発生しなくても，生存期間中央値という1ポイントで比較している限りは，そんなことまったく関係なくなってしまうのです．

　○年生存割合についても同じことです．次の表を見てください．

	新治療群	標準治療群	生存割合の差
1年生存割合	83.0%	55.2%	27.8%
3年生存割合	50.1%	37.9%	12.2%
5年生存割合	47.6%	27.6%	20.0%

　この表は，新治療群と標準治療群の1, 3, 5年目の時点での生存割合をまとめたものです．選択するポイントによって比較の結果が異なっているのがわかりますね．これでは生存曲線の違いを正しく評価できません．

> **Point**
> ● 生存期間中央値や○年生存割合での比較
>   ・1ポイントの比較
>   ・生存曲線全体を比較していない

　生存期間中央値や○年生存割合は，目安としては非常に使い勝手の良いものかもしれません．しかし，比較のように，目安以上の役割を担わせようとすると，誤った結論を導き出しかねないのです．こういった指標にばかり注目せずに，

> **ここに注目！** 生存曲線を見ることが重要

なのです．
　では，どのようにして生存曲線（全体）を比較すればよいのでしょうか？

log-rank 検定

　生存曲線（全体）を比較するための統計的仮説検定を考えてみましょう．帰無仮説を「2つのグループの生存曲線が等しい」として，この仮説が否定できるかどうかをデータから検討するわけです．
　生存曲線（全体）を比較するためにどうするかというと……．まず，イベントが起こった時点ごとに，「実際の新治療群のイベント発生数」と「帰無仮説が正しいと仮定した場合の新治療群の期待イベント発生数」のズレ（差）を計算します．「どういうこと？」と思う人も多いかもしれないので，ユーイング肉腫の例でみてみましょう．
　生存曲線の240日目までの拡大図を次ページに示しておきます．

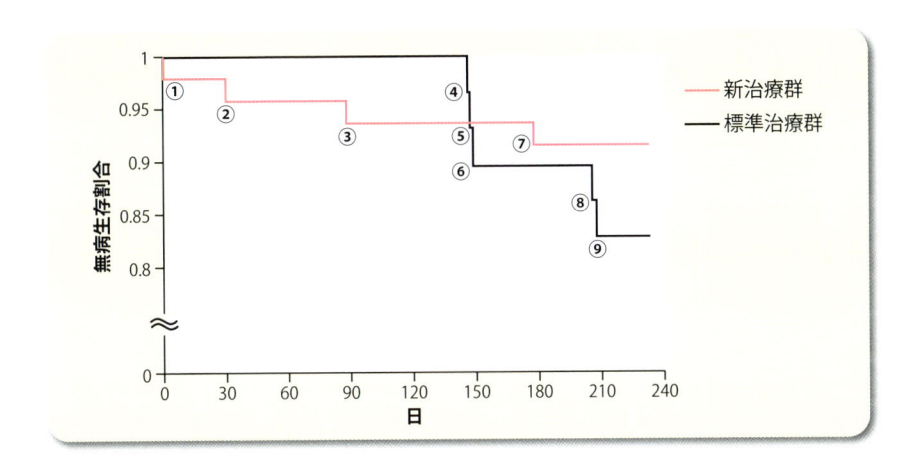

　最初に0日目に新治療群でイベントが発生しています（上の図の①）．なので，実際の新治療群のイベント発生数は1となります．帰無仮説が正しいと仮定した場合には，このイベントを発生した人がたまたま新治療群にいただけだと考えます．すると，最初は，新治療群が47人で標準治療群が29人なので，イベントを発生した人がたまたま新治療群にいた確率は 47 / (47 + 29) = 0.62 となります．イベントを発生した1人が0.62の確率で新治療群にいるのだから，新治療群の期待イベント発生数は 1 × 0.62 = 0.62 です．よって，この2つのイベント発生数のズレは 1 − 0.62 = 0.38 です．

　次に31日目にイベントを発生したのも新治療群の人です（上の図の②）．よって，実際の新治療群のイベント発生数は1です．帰無仮説が正しいと仮定した場合には，新治療群の残りの人数が46（= 47 − 1）人で標準治療群の人数が変わらず29人なので，新治療群の期待イベント発生数は 1 × 46 / (46 + 29) = 0.61 となります．よって，この2つのイベント発生数のズレは 1 − 0.61 = 0.39 です．

　この作業を，次ページの表のように，順番に，イベントが発生したすべての時点でやっていくわけです．

イベント発生時点	残りの人数 新治療群	残りの人数 標準治療群	新治療群のイベント発生数 実際の数	新治療群のイベント発生数 帰無仮説の下での期待数	イベント発生数のズレ
0日目	47	29	1	47 / (47 + 29) = 0.62	1 − 0.62 = 0.38
31日目	46	29	1	46 / (46 + 29) = 0.61	1 − 0.61 = 0.39
91日目	45	29	1	45 / (45 + 29) = 0.61	1 − 0.61 = 0.39
151日目	44	29	0	44 / (44 + 29) = 0.60	0 − 0.60 = −0.60
152日目	44	28	0	44 / (44 + 28) = 0.61	0 − 0.61 = −0.61
⋮	⋮	⋮	⋮	⋮	⋮
1887日目	8	8	0	8 / (8 + 8) = 0.50	0 − 0.50 = −0.50

　それができたら，このイベント発生数のズレをすべての時点で併合します．重みを付けてたし算をするということです．そうすると……．この表から想像できるように，もし新治療群でばかりイベントが発生していたら合計がプラスの値になるし，逆に，もし標準治療群でばかりイベントが発生していたら合計がマイナスの値になります．そして，どちらかのグループでばかりイベントが発生するということがなければ，合計が0に近くなります．逆に言うと，合計が0に近いときには，帰無仮説「2つのグループの生存曲線が等しい」が間違っているとは言いにくくなります．つまり，p値が大きい値として計算されることになるのです．すべての時点の情報を使っているので，生存曲線全体からの情報を用いていますよね．

　イベント発生数のズレをすべての時点で併合する方法（重みの付け方）にはいくつかの方針があって，その方針ごとに異なる名前が付いた検定手法となっています．その中でも，恐らく最も多く使われるのが **log-rank 検定**と呼ばれるものです．実際の計算は統計解析ソフトに任せましょう．

　ユーイング肉腫の例で log-rank 検定をしてみると，両側 p 値は 3.2% となりました．有意水準両側 5% で「有意差あり」です．

第 15 章 『ハザード比』という指標

3 生存時間解析におけるハザード比

『比例ハザード性』という条件

　前章では，時々刻々変化するイベント発生率を評価するのは難しそうだからやめておいて，その代わりに，ある時点までイベントを発生しない確率（生存割合）を，生存曲線を用いて評価しました．そして，この章では，ここまで生存曲線を比較する方法について話してきました．

　でも，できることなら，比較するグループ間でイベント発生率がどのくらい違うのかを知りたいですよね．

　実は……．時々刻々変化するイベント発生率を直接評価するのはやっぱり難しいのですが，グループ間のイベント発生率の「比」なら評価することができるのです．ただし，**比例ハザード性**と呼ばれる前提条件が必要となります．さらに，12 章で述べた回帰分析の方法を応用します．

　ここで「ハザード」という言葉が出てきていますが，生存時間解析においては，

> **Point**
>
> ハザード = イベント発生率

なのです．だから，グループ間のイベント発生率の比のことを**ハザード比**と呼びます．では「比例ハザード性」は何かというと，

> **Point**
> ●比例ハザード性
> グループ間のイベント発生率の比は時間によらず一定

という条件です．**グループ間のイベント発生率の「比」が時間によらず一定であればそれでよいのであって，イベント発生率自体は時間とともに変化してもよいのです．**人年法の計算結果が正しいためには，「イベント発生率は時間によらず一定」という条件が必要だったことを思い出してもらうと，比例ハザード性の条件の方が緩い条件だということがわかりますね．

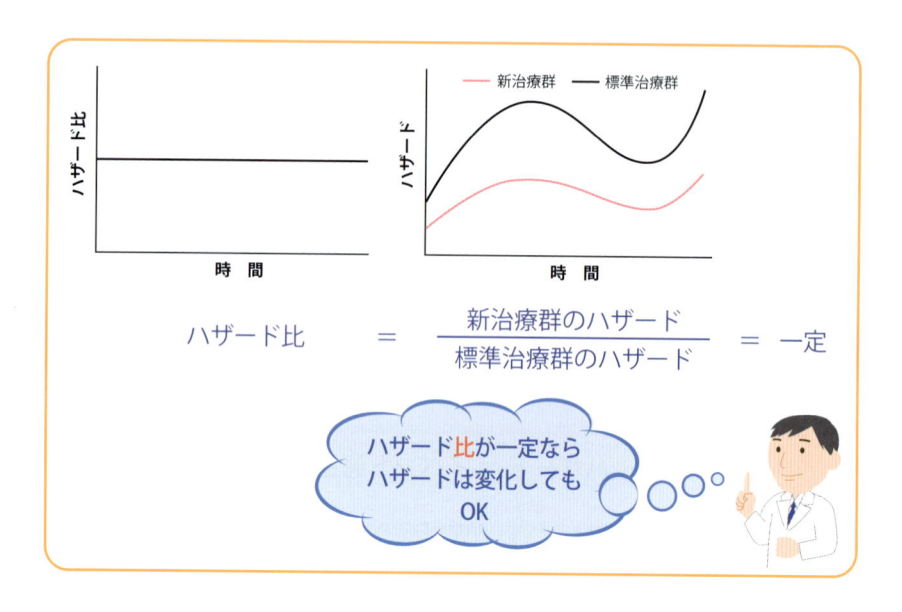

$$\text{ハザード比} = \frac{\text{新治療群のハザード}}{\text{標準治療群のハザード}} = \text{一定}$$

ハザード比が一定なら
ハザードは変化しても
OK

比例ハザードモデル

では，「比例ハザード性」という条件の下で，どのようにハザード比を評価するのか，ですが……．

まずは，新治療を受けた人と標準治療を受けた人がいるときに，ハザー

ド（イベント発生率）が何に影響されるのかを考えてみましょう．

一つはもちろん「治療」です．どちらの治療を受けるかによってハザード（イベント発生率）が変わる可能性があります．

そしてもう一つは「時間」です．時々刻々ハザード（イベント発生率）が変化するかもしれません．

したがって，ハザードは「治療」と「時間」によって決まることになります．これを

$$\text{ハザード} = \text{時間の効果} \times \text{治療の効果}$$

だと考えて，次の回帰モデルで表すことにしましょう．

$$h_X(t) = a(t) \times e^{\beta X}$$

ここで，新治療群なら $X=1$，標準治療群なら $X=0$ です．各グループの（時々刻々変化する）ハザード $h_X(t)$ は，時間の効果 $a(t)$ と治療の効果 $e^{\beta X}$ で決まるということです．β をデータから推定することになります．実際の推定は統計解析ソフトに任せましょう．

この回帰モデルから，新治療群のハザード（$X=1$ のときのハザードなので $h_1(t)$）は

$$h_1(t) = a(t) \times e^{\beta \times 1} = a(t) \times e^{\beta}$$

となって，標準治療群のハザード（$X=0$ のときのハザードなので $h_0(t)$）は

$$h_0(t) = a(t) \times e^{\beta \times 0} = a(t)$$

となります．この2つの比をとることで，ハザード比は

$$h_1(t) / h_0(t) = e^{\beta}$$

となります．各グループのハザード $h_X(t) = a(t) \times e^{\beta X}$ は時間の関数な

ので時間の影響を受けていますが，ハザード比 $h_1(t)/h_0(t) = e^\beta$ は時間の関数になっていないので時間によらず一定です．比例ハザード性の条件が用いられているということですね．

比例ハザード性の条件が用いられたこの回帰モデル $h_X(t) = a(t) \times e^{\beta X}$ のことを，特に**比例ハザードモデル**と呼びます．比例ハザードモデルは，Cox 先生によって開発されたので，Cox 比例ハザードモデルと言ったり，Cox 回帰モデルと言ったりすることもあります．

比例ハザードモデルをユーイング肉腫の例に適用してみると，

$$h_X(t) = a(t) \times e^{-0.6274X}$$

となりました．ハザード比は $h_1(t)/h_0(t) = e^{-0.6274} = 0.53$ ですね．推定の精度を示す 95%信頼区間は 0.30 〜 0.96 です．有意水準両側 5%という基準において，0.30 〜 0.96 の値が本当のハザード比であることが否定できないということですね．それから，「ハザード比 ＝ 1」という帰無仮説に対する両側 p 値は 3.7%でした．有意水準両側 5%で「有意差あり」です．

第 15 章 『ハザード比』という指標

4 比例ハザードモデルによる交絡の調整

ユーイング肉腫の例での解析の問題

　ユーイング肉腫に対するこれまでの解析結果から，生存曲線に違いがあることがわかったし，ハザードも新治療を受けることによって約1/2になることがわかった．めでたしめでたし……．なんて思っている人はいないでしょうか？

　そんなふうに思っては断じていけません．なぜなら，ユーイング肉腫のこの例が「観察研究」だからです．観察研究ということは，新治療群と標準治療群で何かしらの要因が異なっている可能性がありますよね．10章で述べたように，交絡が起きている可能性があります．調べたい要因（新治療 or 標準治療）がイベント発生までの時間に関係しているのか，比較するグループ間の特徴の違いがイベント発生までの時間に関係しているのかが，区別できなくなってしまっているのです．

交絡を調整するための比例ハザードモデル

　だったら，生存時間解析でも交絡を調整してみましょう．12章で述べた交絡を調整するための回帰モデルを比例ハザードモデルに応用すればよいのです．今度は交絡の影響も考慮に入れることになるので，

> ハザード ＝ 時間の効果 × 治療の効果 × 交絡の影響

と考えます．式で書くと，

$$h_x(t) = a(t) \times \exp(\beta X) \times \exp(\gamma_1 C_1 + \gamma_2 C_2 + \gamma_3 C_3 + \cdots)$$
$$= a(t) \times \exp(\beta X + \gamma_1 C_1 + \gamma_2 C_2 + \gamma_3 C_3 + \cdots)$$

が交絡を調整するための比例ハザードモデルになります（$\exp(\beta)$ は e^β のことです）．12章の回帰モデル同様，$C_1, C_2, C_3, \ldots\ldots$が交絡要因です．例えば，

- C_1 が年齢（50歳以上なら $C_1 = 1$，50歳未満なら $C_1 = 0$）
- C_2 が性別（男性なら $C_2 = 1$，女性なら $C_2 = 0$）
- C_3 が……

といった具合です．交絡を調整したハザード比は，やっぱり e^β です．

12章で紹介した回帰モデルの特徴も，交絡を調整するための比例ハザードモデルにそのままあてはまります．

Point
- 比例ハザードモデルでは，交絡要因の各層で効果が等しいことを前提として交絡を調整している
- 比例ハザードモデルが厳密に正しいモデルであることはほとんどあり得ない

データ数に対して交絡要因の数が多いとうまく推定できなくなってしまうことがある点も同様です．

ユーイング肉腫の例への適用

では，交絡を調整するための比例ハザードモデルをユーイング肉腫の例に適用してみましょう．「2 生存曲線の比較」に挙げた文献には，治療前のLDH[3]が高値（200 IU/L 以上）かそうでない（200 IU/L 未満）かを示すデータが交絡要因として挙げられていました．

このLDHを調整したハザード比を求めてみましょう．と，その前に，12章で述べたように，効果の指標の修飾があるかもしれないので，まずはサブグループ解析でようすをみてみましょう．

生存曲線を描いたら次のようになりました．左側が LDH ≧ 200 IU/L のサブグループ（新治療群 12 名，標準治療群 19 名），右側が LDH < 200 IU/L のサブグループ（新治療群 35 名，標準治療群 10 名）の結果です．

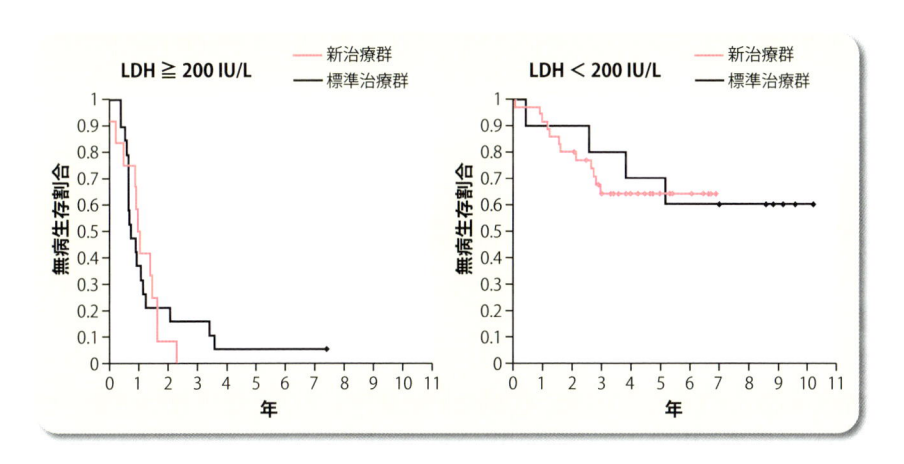

かなりようすが違いますね．LDHが再発に強く影響する要因だということが如実に示されています．log-rank 検定をしてみたら，LDH ≧ 200 IU/L のサブグループで両側 p 値 = 89.6%，LDH < 200 IU/L のサブグループで両側 p 値 = 91.6%となりました．

---

[3] lactic acid dehydrogenase の略．日本語では乳酸脱水素酵素．体内で糖分がエネルギーに転換されるときにはたらく酵素の一種．LDHの値が高いほど再発の可能性が高くなることが知られています．

LDH のサブグループごとに比例ハザードモデル $h_X(t) = a(t) \times e^{\beta X}$ を適用した結果は次の通りです．

サブグループ	ハザード比	95%信頼区間	両側 p 値
LDH ≧ 200 IU/L	1.05	0.48 〜 2.24	89.6%
LDH < 200 IU/L	1.06	0.37 〜 3.84	91.6%

効果の指標の修飾があるとは言えないと判断してよさそうです．

では，比例ハザードモデルを用いて交絡（LDH）を調整したハザード比を求めてみましょう．適用する比例ハザードモデルは，

$$h_X(t) = a(t) \times \exp(\beta X + \gamma C)$$

です．ここで，

- 新治療群なら $X = 1$，標準治療群なら $X = 0$
- LDH ≧ 200 IU/L なら $C = 1$，LDH < 200 IU/L なら $C = 0$

です．統計解析ソフトを使って，コンピュータで回帰分析してみると，

$$h_X(t) = a(t) \times \exp(0.1101 X + 2.0780 C)$$

となりました．ハザード比は $e^{0.1101} = 1.12$（95%信頼区間 $= 0.59 〜 2.12$，両側 p 値 $= 73.4\%$）です．新治療に効果があるとは言えない結果となりました．

第 15 章 『ハザード比』という指標

5 コーヒーは天使か悪魔か

　さて，この章で述べてきたことをふまえた上で，もう一度「①はじめに」に挙げた新聞記事の内容をみてみましょう．
　「1 日にコーヒーを 4 杯以上飲む 55 歳未満の人は，飲まない人に比べて死亡率が高い」とのことでしたが……．
　死亡率の比，つまりハザード比を，比例ハザードモデルを用いて推定したのでしょう．「55 歳以上と 55 歳未満」「男性と女性」の 2 × 2 ＝ 4 つのサブグループごとに交絡を調整した結果だと思います．しかも，コーヒー摂取量についてはダミー変数を用いていると思います．なんか，とても長い回帰モデルの式を使ったみたいですね．

　翌日の同じ新聞で，この記事に関連した面白いコラムを見つけました．抜粋して紹介します．

> ……気になる記事を読んだ．1 日に 4 杯以上飲む 55 歳未満は，飲まない人に比べて死亡率が高いそうだ．米国の研究チームが発表したという．しかし，待てよ▼ 6 年前，コーヒーを毎日飲む人は肝臓がんにかかりにくいと厚労省の研究班が発表して，小欄も書いた．……▼さて，悪魔なのか，天使なのか．その後の記事を調べると，体にいいと言われたり，良くないとされたりコーヒーも忙しい．……▼古くから欧州では，コーヒーが毒か薬かでもめたようだ．北欧の王様が 2 人の囚人にコーヒーと紅茶を飲ませ，どちらが早く死ぬか試したという話もあると聞く．2 人ともピンピンしていて，どうやら王様の方が先に死んでしまったらしい．▼珈琲をはじめ，幾つかある漢字の当て字

> の一つを「可否」としたのは慧眼だった.健康に可か否か,といっても話題ととらえ,朝の一杯,午後のブレークを楽しみたいものだ.一喜一憂で馥郁たる香りを逃がしては,もったいない.

　疫学調査のデータをいろいろな切り口でいろいろな解析をしてみると,それがプラス方向であるかマイナス方向であるかは別にして,たまたま影響があるように見える結果が出てくることがあります.別に「1 はじめに」に挙げた新聞記事の疫学調査がそうだと言っているわけではありませんが,「たまたま」かもしれない結果が,いかにも影響があるように発表されることもあるのです.

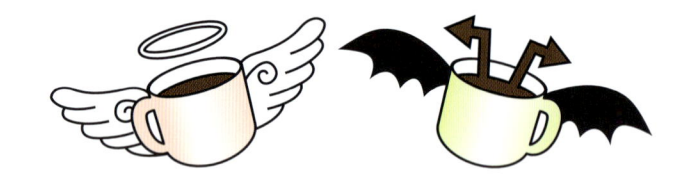

第 15 章　で学んだこと

☑ 生存期間中央値や○年生存割合
- 1 ポイントのみの情報
- 生存曲線全体の情報を用いていない
  生存曲線を見ることが重要

☑ 生存曲線の比較
- 生存曲線全体の情報を用いて行う
  しばしば log-rank 検定が用いられる

☑ ハザード比
- イベント発生率の比

☑ 比例ハザード性
- 「グループ間のイベント発生率の比が時間によらず一定」という条件
  イベント発生率自体は時間とともに変化してもよい

☑ 比例ハザードモデル
- ハザード比を推定するための回帰モデル
  ハザード = 時間の効果 × 治療の効果
- 交絡の調整も可能
  ハザード = 時間の効果 × 治療の効果 × 交絡の影響
- 比例ハザード性の条件が前提

16章

治療不遵守の問題

治療『方針』の効果を調べる

第 16 章　治療不遵守の問題

1 はじめに

まずは次の文章を読んでみてください．

次の表[1]は，虚血性心疾患患者を対象として，高脂血症治療薬「クロフィブラート」の効果を調べるために，プラセボをコントロールとして行った二重盲検ランダム化臨床試験の結果です．

グループ	対象者数	死亡数
クロフィブラート投与	1,065	194
プラセボ投与	2,695	523
合　計	3,760	717

リスク差を計算すると，$194/1,065 - 523/2,695 = -0.012$（95% 信頼区間 $= -0.040 \sim 0.016$，両側 p 値 $= 43.4\%$）です．残念ながら，クロフィブラートに効果があるとは言えない結果となりました．

しかし，データをよく見てみると，医師が処方した通りに薬を飲まなかった人がいることが発覚しました．そこで，クロフィブラート投与グループで，80% 以上服薬した人と 80% 未満しか服薬しなかった人に分けて集計してみました．すると，次の表のようになりました．

[1] Coronary Drug Project Trial Group: "Influence of adherence to treatment and response of cholesterol on mortality in the coronary drug project" (New England Journal of Medicine 1980; 303: 1038-1041) に掲載されたデータ．

クロフィブラート投与グループ

服薬状況	対象者数	死亡数
80%以上	708	106
80%未満	357	88
合　計	1,065	194

　リスク差を計算すると，106 / 708 − 88 / 357 = − 0.097（95%信頼区間 = − 0.149 〜 − 0.045，両側 p 値 < 0.1%）です．「やっぱりクロフィブラートは効くんだ！」と研究者が興奮したかどうかは知りませんが，同じような集計をプラセボ投与グループでもしてみると……

プラセボ投与グループ

服薬状況	対象者数	死亡数
80%以上	1,813	274
80%未満	882	249
合　計	2,695	523

　リスク差は，274 / 1,813 − 249 / 882 = − 0.131（95%信頼区間 = − 0.165 〜 − 0.097，両側 p 値 < 0.1%）です．クロフィブラート投与グループでのリスク差が − 0.097 だったので……．「あれ!? プラセボの方が効く？」ということになってしまいました．

　このように，実際の臨床試験においては，医師が処方した通りに薬を服用しない（できない）人がいることがあります．そんなとき，どのような解析をすればよいのでしょうか？　また，その解析結果をどのように解釈すればよいのでしょうか？

　この章では，治療不遵守の問題についてお話しします．

第 16 章 治療不遵守の問題

2 治療不遵守とは？

　この本の 1 章から述べているように，治療の（平均的な）因果関係を調べる上では，ランダム化研究が最も証拠能力の高い研究の方法となります．しかし，「① はじめに」で例示したように，ヒトを対象とした研究では，その研究で予定していた治療を受けなかったり完遂できなかったりする人がいることがあります．

　ただ単に薬を飲み忘れただけの人がいるかもしれません．

　あるいは，副作用によって治療を継続することが困難になってしまった人もいるかもしれません．

　理由は様々あるでしょうが，このように，予定していた治療を遵守しない（できない）ことを**治療不遵守**と言います．

　治療を遵守しなかった（できなかった）人をどうするのか――統計解析に含めるのか除外するのか――が，治療不遵守の問題を考える上で重要なポイントとなってきます．これについて，これから詳しくみていきましょう．

第 16 章　治療不遵守の問題

3 解析対象集団

統計解析に含める対象者のことを**解析対象集団**と言います。

解析対象集団について話をするために，ここでは，ランダム化研究によって，風邪薬を飲むグループとプラセボを飲むグループで，1週間以内に風邪が治る割合を比較することを考えてみましょう．風邪薬を飲むグループに割り付けられた人の中には，ちゃんと風邪薬を飲んだ人もいればそうでない人もいます．同じように，プラセボを飲むグループに割り付けられた人の中には，ちゃんとプラセボを飲んだ人もいればそうでない人もいます．

Per Protocol Set

さて，解析対象集団をどうするか，ですが……．

ちゃんと治療を受けなかった人を解析対象から除外する，というのがもっともらしく思えますよね．風邪薬をちゃんと飲んでもいないのに風邪薬を飲んだグループに入れて解析するのは不自然です．風邪薬の効果を知りたいのに，ちゃんと風邪薬を飲んでいない人を解析に入れてしまったら，風邪薬の効果を調べられるわけがないですよね．プラセボグループについても，プラセボ効果があるかもしれないので同様です．

例えば，風邪薬を飲むグループとプラセボを飲むグループにちょうど100人ずつが割り付けられたとしましょう．風邪薬を飲むグループに割り付けられた100人のうち，ちゃんと風邪薬を飲んだ人が70人，プラセボを飲むグループに割り付けられた100人のうち，ちゃんとプラセボを飲んだ人が90人いました．このとき，次ページの図のように，ちゃんと風邪薬を飲んだ70人とちゃんとプラセボを飲んだ90人だけを解析に含めて，風邪薬を飲まなかった30人とプラセボを飲まなかった10人を解析には含めないことにします．

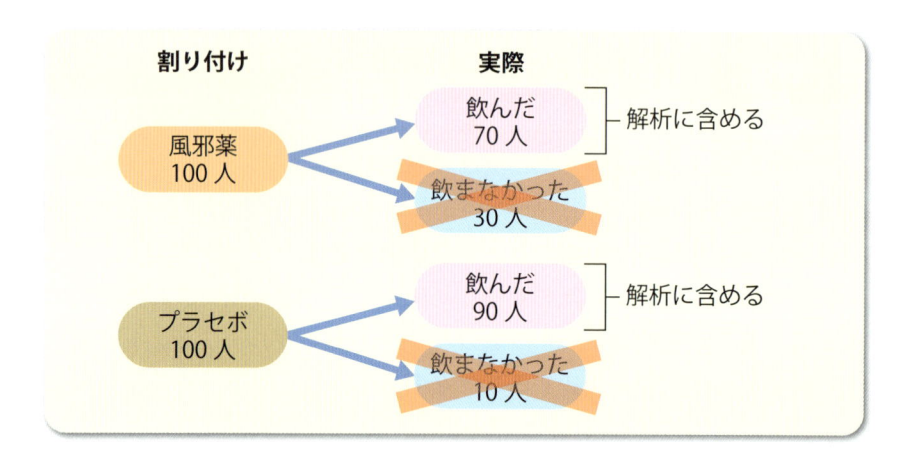

```
割り付け                    実際

                        飲んだ
                        70 人      ─ 解析に含める
         風邪薬
         100 人
                        飲まなかった
                        30 人

                        飲んだ
                        90 人      ─ 解析に含める
         プラセボ
         100 人
                        飲まなかった
                        10 人
```

このような解析対象集団を **per protocol set** と言います．しばしば PPS と略されます．

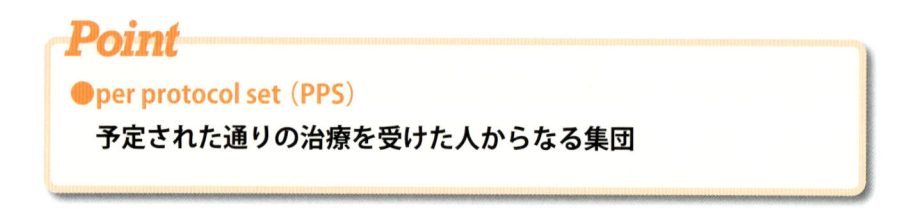

Point

●**per protocol set（PPS）**
予定された通りの治療を受けた人からなる集団

これでいいんじゃないの？ 何も考えることないじゃないか．と思う前に，少しよく考えてみてください．この試験では，ランダム割り付けした結果，風邪薬を飲むグループに 100 人，プラセボを飲むグループにも 100 人の人が割り付けられました．ちょうど同じ人数です．しかし，PPS だと，ちゃんと風邪薬を飲んだ人 70 人とちゃんとプラセボを飲んだ人 90 人で比較することになります．風邪薬を飲むグループの人数の方が少なくなってしまいました．

もしかしたら，風邪薬を飲んだために副作用が発生して，それで風邪薬を飲むのをやめてしまった人がいるかもしれません．そうだとすると，風邪薬を飲むグループには副作用が起こらないような丈夫な人ばかりが残ることになります．そんな人はきっと風邪も治りやすいでしょう．結果，「丈夫な人ばかりの風邪薬を飲むグループ」と「（丈夫でない人も含

む）プラセボを飲むグループ」を比較することになってしまいます．

1章で述べたように，ランダム割り付けすると，調べたい要因以外の条件が比較するグループ間で揃っていきます．だから，ランダム化することで治療の（平均的な）因果効果が調べられたのです．でも，ランダム割り付けしても，予定された通りの治療を受けた人だけをピックアップすると，調べたい要因以外の条件が比較するグループ間で偏ってしまう可能性があるのです．そうなると，治療の（平均的な）因果効果が調べられなくなってしまいますよね．

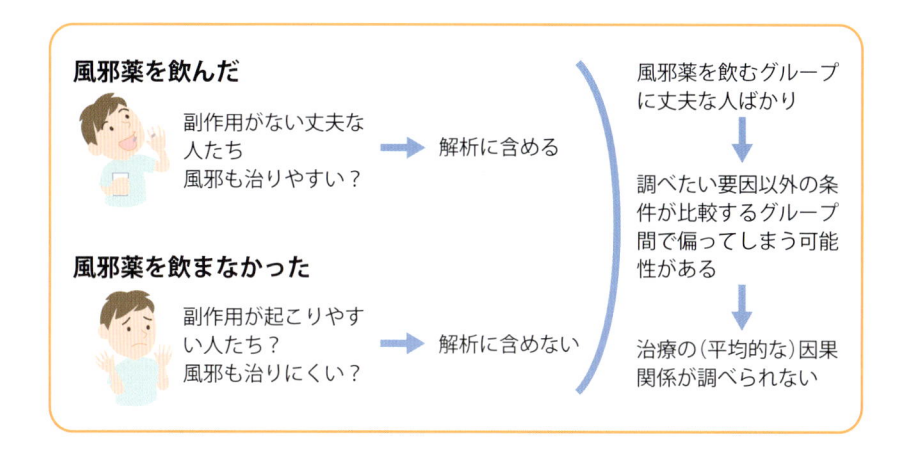

風邪薬を飲んだ
副作用がない丈夫な人たち
風邪も治りやすい？ → 解析に含める

風邪薬を飲まなかった
副作用が起こりやすい人たち？
風邪も治りにくい？ → 解析に含めない

風邪薬を飲むグループに丈夫な人ばかり
↓
調べたい要因以外の条件が比較するグループ間で偏ってしまう可能性がある
↓
治療の（平均的な）因果関係が調べられない

Intention-to-Treat

だったら，実際には薬を飲んでも飲まなくても，とにかく風邪薬を飲むグループに割り付けられたら風邪薬を飲むグループ，プラセボを飲むグループに割り付けられたらプラセボを飲むグループ，として解析してみることにしましょう．

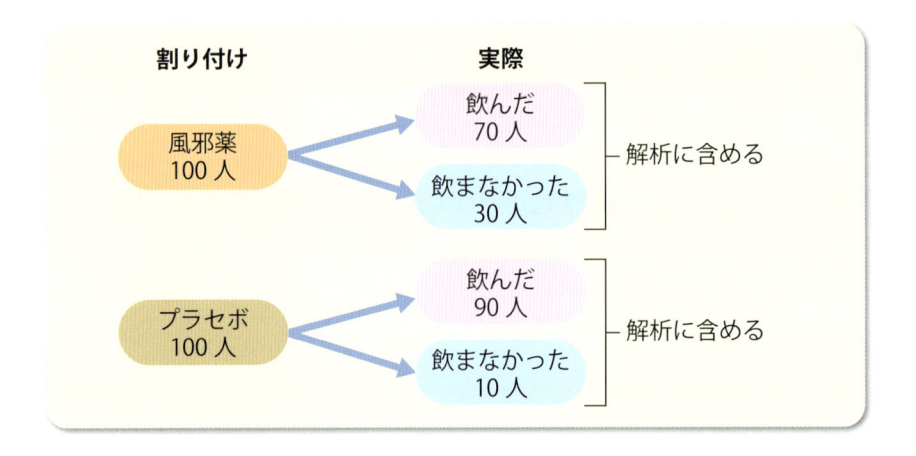

```
割り付け              実際
                   飲んだ
                    70人         解析に含める
       風邪薬
       100人        飲まなかった
                    30人

                   飲んだ
                    90人         解析に含める
       プラセボ
       100人        飲まなかった
                    10人
```

このような解析対象集団を **intention-to-treat** と言います．しばしば ITT と略されます．

> **Point**
>
> ●intention-to-treat（ITT）
> **割り付けられた人からなる集団**

　こうすれば，ランダム割り付けされた通りにグループ間の比較ができます．調べたい要因以外の条件が比較するグループ間で（平均的に）揃うことになりますね．

　でも，これだと風邪薬を飲むグループに風邪薬を飲まなかった人が含まれることになります．プラセボを飲むグループにプラセボを飲まなかった人が含まれることにもなります．これでは，治療の（平均的な）因果効果が調べられるわけがないですよね．

　では，ITT ではいったい何を調べているのでしょうか？

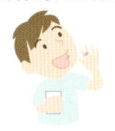

風邪薬を飲んだ → 解析に含める

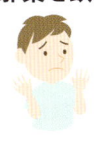

風邪薬を飲まなかった → 飲んでいないのに解析に含める

風邪薬を飲むグループに飲んでいない人が含まれる
↓
治療の（平均的な）因果関係が調べられない

治療『方針』の効果

　ここで，自分が風邪をひいて風邪薬を飲むことを想像してみましょう．

　この薬がものすごくまずかったら……．他のもう少し飲みやすそうな薬に変えるかもしれません．

　この薬を飲むことでやたらと眠たくなったとしたら……．なかなか休めない日本のサラリーマンだったら，薬を飲むのをやめてしまうかもしれませんよね．

　このように，実際には，当初飲むことを予定していた風邪薬を飲まないことがあります．でも，これもその薬の力ですよね．もし，この薬よりもまずくなくて同じくらい効果がある別の薬があれば，値段にもよるかもしれませんが，別の薬の方を飲みますよね．だとすると，「薬を飲んでもらえない」というのもその薬の力だと考えることができます．「良薬口に苦し」とはよく言ったものですが，いくら本当に病気に効くとしても，「とてもじゃないけど飲めない（飲みたくない）」と多くの人に思わせるような薬はいい薬とは言えないでしょう．

　このことをふまえた上で，もう一度ランダム化臨床試験でのITTを考えてみましょう．

　ITTは割り付けられた人からなる集団です．風邪薬を飲むグループに

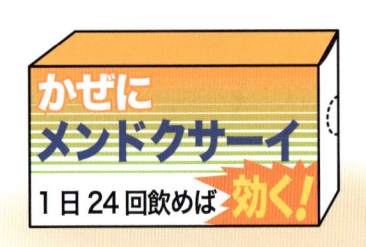

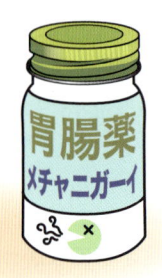

割り付けられた人の中には，その薬を飲まなかった（飲めなかった）人もいます．「その薬に力がなかったために薬を飲んでもらえなかった」と考えれば，薬を飲まなかった（飲めなかった）人を解析に含めることにも納得してもらえるのではないでしょうか．

でも，やっぱり，ITT では治療の（平均的な）因果効果を調べていることにはなりませんよね．治療を完遂しなかった（できなかった）人も含まれているのですから．じゃあ何を調べていることになるのか……．それは，

> **ここに注目！ ITT では，治療『方針』の効果を調べている**

のです．風邪薬を飲むことに対して直接介入しているわけではなくて，風邪薬を飲むという「方針」に対して介入しているのです．

ITT vs. PPS

ここまでの解析対象集団（ITT と PPS）について整理すると，次のようにまとめられます．

	ITT	PPS
集団	割り付けられた人からなる集団	予定された通りの治療を受けた人からなる集団
推定するもの	治療方針の効果（治療自体の効果ではない）	治療自体の効果
解析結果	ランダム化にもとづいているので，解析結果は正しい	ランダム化にもとづいていないので，解析結果が正しくない可能性あり

　ランダム化臨床試験では，その治療を受けてもらえない，あるいは，受けられない，というのもその治療の力だと考えて，主要な評価は，治療『方針』の効果を調べることで行います．だから，

> **Point**
> 予定されていた治療を途中でやめてしまったとしても，イベントが起きたかどうか，といった結果は必ず調査しなければならない

のです．これができれば，ランダム割り付けされたグループをそのまま比較することになるので，解析結果は正しくなりますね．

> **ここに注目！** ランダム化臨床試験では，ITT が主要な解析対象集団となる

のです．
　これまで治療不遵守の問題について考えてきましたが，そもそも治療不遵守が起きなければ話は簡単ですよね．全員が治療を遵守したことになるので，2つの解析対象集団（ITT と PPS）が完全に一致します．そうなれば，治療方針の効果と治療自体の効果が一致することになります．
　では，治療を遵守しない（できない）人が多かったらどうでしょう？もちろん，治療方針の効果と治療自体の効果が大きくかけ離れてしま

う可能性が高くなります．が，それ以前の問題として，そもそも治療を遵守しない（できない）人が多いような治療ってどうなの？ そんな治療に意味があるの？ ということになりますよね．

　だから，ITT が主要な解析対象集団となるからといって，PPS はどうでもいい，ということにはならないのです．治療を遵守しない（できない）人があまり多くならないように，無理のない治療計画を立てることが重要になってくるのです．

第 16 章　治療不遵守の問題

4 臨床試験の『質』

ランダム化研究であっても……

　「3 解析対象集団」では，風邪薬を飲むグループとプラセボを飲むグループで 1 週間以内に風邪が治る割合を比較するランダム化研究を例に挙げて考えました．

　少し細かいことを言い過ぎているように思うかもしれませんが，何をもって「風邪が治った」と言うのでしょうか？

　もしも医師が治ったかどうかの判定をしていたのであれば，判定する医師によって結果が異なってしまう可能性がありますよね．だとしたら，客観的に薬の効果を評価することができなくなってしまいます．

　そもそも，何をもって「風邪をひいた」と言うのでしょうか？

　発熱していればそれで風邪をひいたと言うのでしょうか？　だとすれば，熱が何度以上あれば発熱と呼ぶのでしょうか？　発熱以外の症状は気にしないのでしょうか？

　このようなことがはっきりしていないと，この風邪薬を飲むことによって，どのような症状の風邪がどのように改善するのかがわからないですよね．

　それに，「風邪をひいた」「風邪が治った」の定義を研究が終了した後で決めたとしたら……．いくつかの定義を作ってみて，それぞれの定義の下で解析してみて，都合の良い（いちばん p 値が小さくなる）結果のみを示したのではないか，と疑われるかもしれません．質の低いインチキしている可能性のある臨床研究だと思われても仕方がなくなってしまうのです．こうなってしまうと，たとえランダム化研究であっても，因果関係に関する証拠能力が高いとは言えなくなってしまいますよね．

プロトコールの重要性

では，質の低い研究にならないためにはどうすればよいのでしょうか？

「風邪をひいた」「風邪が治った」の定義を後で決めたことが問題となったのだから，先に決めてしまえばよいのです．つまり，

> **Point**
> 臨床研究を実施する前には，きちんと計画を立てる

ことが重要となるのです．研究の計画は，**プロトコール**と呼ばれる，いわゆる「研究計画書」にまとめます．どのような症状をもつ人を研究の対象とするのか，何をもって風邪が治ったと言うのか，などをあらかじめ明確にしておくわけです．

それだけではありません．

- **ランダム化は単純ランダム化で行うのか，人数が多くないときの対処法を用いるのか……**
  誰が割り付けを行うのかも重要です．研究者自身が割り付けを行うと，状態の良くない対象者が薬を飲むグループに入らないようにするなど，インチキできてしまいます．
- **どのような統計解析手法を用いるのか……**
  後で統計解析手法を決めると，いくつかの統計解析手法を試して，都合の良い（一番 p 値が小さくなる）もので結果を提示するというインチキができます．
- **目的とする仮説の検証にどれだけの症例数が必要か……**
  サンプルサイズ設計もしなければなりません．

他にもあらかじめ明確にしておかなければならないことはいっぱいあります．具体的な内容については，文献など[2]に紹介されています．

プロトコールができたら，それを第三者に審査してもらいます．そこでOKが出たところで，はじめて臨床研究を開始するのです．

研究の質を評価する

臨床研究が終了したら，その結果をまとめて論文などで報告することになります．質の低くない研究であることを示すためにも，プロトコールに記載した内容を含めることになります．

研究報告をみる側の人にとっては，**その研究の質が高いか低いかを客観的に判断することが重要**となってきます．証拠能力の低い研究結果はあまり役に立ちませんよね．

どのようにして研究の質を見極めればよいか，ですが……．いちばん重要なことは，

> **Point**
> ●臨床研究の質を評価するポイント
> **報告が明瞭になされているか？**

をみることです．もし報告が明瞭になされていなければ，不明瞭にせざるを得ない理由がきっとあるはずです．インチキをしていたり，いい加減なことをしたりしている可能性が高いと考えられますよね．

では，具体的にどういう点が明瞭であるか否かをチェックすればよいかですが，これについては，**CONSORT 声明**[3] というものが非常に参考になります．CONSORTというのは，consolidated standards of

---

2) 例えば，中村健一，福田治彦：「臨床試験プロトコールの書き方3」（腫瘍内科 2009; 3: 357-364）
3) 津谷喜一郎，元雄良治，中山建夫訳：「CONSORT 2010 声明：ランダム化並行群間比較試験報告のための最新版ガイドライン」（薬理と治療 2010; 38: 939-947）

reporting trials の略で,「臨床試験報告に関する統合基準」と訳されています. CONSORT 声明には 25 項目からなるチェックリストがあります. そのチェックリストにもとづいてチェックすればよいわけです.

プロトコール作成時に明確にすべきことと同じですが,

- ランダム化はどのように行ったのか
- どのような統計解析手法を用いたのか
- 目的とする仮説の検証にどれだけの症例数が必要か

などが含まれます. そもそもの話として, 研究の目的が明確であることが重要です. 目的が明確でない研究なんて話になりませんよね. 適当にデータを集めて, 適当に統計解析をして, p 値が小さくなったところを報告する, では質の低い研究だと言わざるを得ません.

第 16 章　治療不遵守の問題

5 薬を飲まなくても……

　さて，この章で述べてきたことをふまえた上で，もう一度「1 はじめに」に挙げた「クロフィブラート」の効果を調べるランダム化臨床試験の結果をみてみましょう．

　医師が処方した通りに薬を服用しない（できない）人がいるときにどうすればよいか，ということでしたが……．

　「3 解析対象集団」で述べたように，ランダム化臨床試験では，ITT を主要な解析対象集団として治療『方針』の効果を調べます．

　クロフィブラート投与『方針』の効果，つまり ITT リスク差は，「1 はじめに」で最初にした計算と同じで，

$$\frac{194}{1,065} - \frac{523}{2,695} = -0.012$$

（95%信頼区間 ＝ －0.040 ～ 0.016，両側 p 値 ＝ 43.4%）

となります．クロフィブラートを投与するという方針には効果があるとは言えない結果です．

　ちなみに，PPS リスク差は，クロフィブラート投与群で 80%以上服薬した人におけるリスクが 106 / 708 で，プラセボ投与群で 80%以上服薬した人におけるリスクが 274 / 1,813 なので，

$$\frac{106}{708} - \frac{274}{1,813} = -0.001$$

（95%信頼区間 ＝ －0.032 ～ 0.030，両側 p 値 ＝ 95.1%）

となります．一見，クロフィブラートには治療効果がなさそうに見えます．しかし，80%未満しか服薬しなかった人が

$$\frac{357 + 882}{3{,}760} = 33\%$$

もいるし,「3 解析対象集団」で述べたように,PPS では因果効果はわかりません.結局,この研究から,クロフィブラートの治療効果は,ランダム化研究と同じ証拠能力ではわからないのです.

　ここでは,80%以上の服薬で治療遵守だと言っていますが,これは,プロトコールでそのように定義していたからです.4ヵ月ごとに医師が服薬状況をチェックすることも規定されていました.このような規定が良いかどうかは別としても,規定がない限りは,解析対象集団として PPS が定義できないことになり,治療の因果効果を考えることすらできなくなってしまうのです.

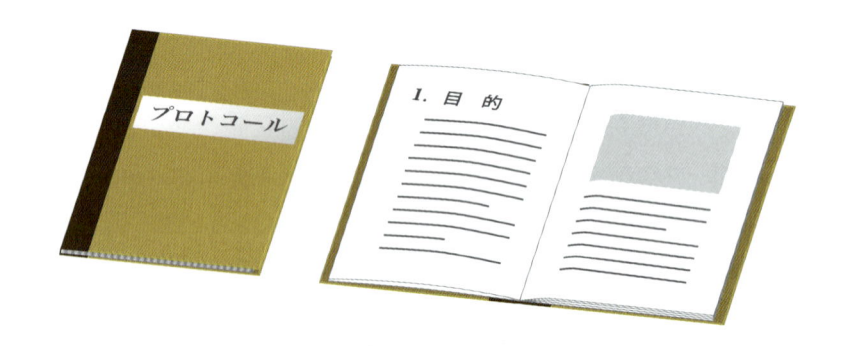

第16章 で学んだこと

☑ 実際の臨床研究
- 治療不遵守の問題が起こり得る

  予定していた治療を遵守しない（できない）人がいる

☑ PPS（Per Protocol Set）
- 予定された治療を受けた人からなる集団

  治療自体の効果を推定しようとしている

  ランダム化にもとづいていないので，解析結果が正しくない可能性がある

☑ ITT（Intention-to-Treat）
- 割り付けられた人からなる集団

  治療方針の効果を推定しようとしている

  ランダム化にもとづいているので，解析結果は正しい
- ランダム化臨床試験での主要な解析対象集団

☑ 臨床研究の質
- ランダム化研究であっても，研究の質が低ければ因果関係に関する証拠能力は低い
- 質の高い研究にするには，実施前に計画を立てることが大事
- 臨床研究の質を評価するには CONSORT チェックリストが役に立つ

  報告が明瞭になされているかがポイント

あとがき

　「まえがき」にも書きましたが，この本では，統計のテクニカルなことよりも医療統計の基本的な考え方を中心にまとめました．だから，この本を読んだところで,実際のデータ解析ができるわけではありません．しかし，ちょっと待ってください．これまで，とにかくデータを集めてとりあえず統計解析して，なんとかうまく結果を出そうとしている人はいませんでしたか？

　そんな統計解析にどれだけの意味があるのかは疑問ですよね．この本を読んでくれた人ならわかるはずです．実際のデータ解析は次のステップなのです．

　では，研究結果を見るときはどうでしょう……．この本を読む前だったら，「ふ～ん，そうなんだー」と，さらっと読み流していたものでも，今では，「ここに書いてあることは本当に正しいのか？　信頼できるのか？」という視点でみるはずです．さらに，正しくないとすれば何が正しくないのか，なぜ正しくないのか，まで考えるはずです．

　テレビ番組などでデータにもとづいて何か言っているのをみたときでも，「○○だから，これでそんなこと言えるわけないだろ！」と思える場面がきっとあります．そう思えるだけでも，医療統計の考え方に親しみが持ててきているのです．それを口に出して言うと家族に白い目で見られてしまうかもしれませんが……．

　残念ながら，この本を読んだだけでは，文献などをみてもまだまだわからないことがたくさん出てくるでしょう．でも，何がわからないのかもわからない状態からは脱しているのではないでしょうか？　だとすれば，対処のしようもあるというものです．

　より強いエビデンスを創出するためにも，より正確に情報を仕入れるためにも，医療統計の考え方を存分に有効活用してください！

索　引

い
一致度　227
一般化可能性　35
イベント　44
因果関係　15
陰性　226
陰性的中度　235

う
後ろ向き研究　142
打ち切り　247, 255

お
横断研究　139
オッズ比　153, 157

か
回帰分析　195
回帰モデル　204
解析対象集団　287
介入研究　134
外部妥当性　35
カットオフ値　237
観察研究　134
感度　228

関連の指標　52

き
偽陰性　229, 230
帰無仮説　65
偽薬　31
偽陽性　229, 230

け
ケース・コントロール研究　142, 151
検出力　105

こ
効果の指標　52
効果の指標の修飾　214
交絡　168
交絡要因　168
コホート研究　141, 150
コントロール　5, 143
コントロールグループ　7

さ
最頻値　114
サブグループ　26
サブグループ解析　169, 277

さ

散布図　187
サンプルサイズ設計　98

し

質的な効果の指標の修飾　214
四分位範囲　122
縦断研究　139
症例数設計　98
人年法　45，250
信頼区間　86

す

スクリーニング検査　226

せ

正診率　227
生存期間中央値　258
生存曲線　254
生存時間解析　246
正の相関　187
線形モデル　205

そ

層　26
相関関係　186
相関係数　189
層別ランダム化　27

た

第一種の過誤　100
対数線形モデル　206

第二種の過誤　102
対立仮説　100
ダミー変数　218
単純ランダム化　28

ち

中央値　115
中間変数　172
治療不遵守　286

と

統計的仮説検定　63，71，177
特異度　228

な

内部妥当性　35

に

二重マスク化　32
二重盲検化　32

は

パーセント点　122
背理法　63
曝露　135
ハザード　271
ハザード比　271
発症　139
発生　139

ひ

ヒストリカルコホート研究　144
標準偏差　119
比例ハザード性　272
比例ハザードモデル　274

ふ

負の相関　187
プラセボ　31
プラセボ効果　30
プロトコール　296

へ

平均値　115

ま

前向き研究　141
マスク化　31

む

無作為抽出　35
無相関　191

も

盲検化　31

ゆ

有意水準　70
有病　139

よ

陽性　226
陽性的中度　232

ら

ランダム化（無作為化）　12
ランダムサンプリング　35
ランダムでない打ち切り　255
ランダムな打ち切り　255

り

罹患　139
リスク　49
リスク差　50
リスク集団　141
リスク比　50
率　43
臨床研究　21

ろ

ロジスティック回帰モデル　207

わ

割合　43
割り付け　10

A

AUC　238

C

CONSORT 声明　297
Cox 回帰モデル　274

I

intention-to-treat　290
ITT　290

K

Kaplan–Meier curve　254
Kaplan–Meier plot　254

L

log-rank 検定　270

P

per protocol set　288
PPS　288
p 値　69

R

ROC 曲線　236

S

Simpson's paradox　176

記号

α エラー　100
β エラー　102

「医療統計力」を鍛える！
―事例で学べる数式（ほとんど）なしのテキスト―

2015年4月1日発行　　　　　　　　　　第1版第1刷©

著　者　千葉　康敬

発行者　渡辺　嘉之

発行所　株式会社　総合医学社
　　　　〒101-0061　東京都千代田区三崎町1-1-4
　　　　電話 03-3219-2920　FAX 03-3219-0410
　　　　URL：http://www.sogo-igaku.co.jp

検印省略

印刷・シナノ印刷株式会社

Printed in Japan
ISBN978-4-88378-889-7

・本書に掲載する著作物の複製権・翻訳権・上映権・譲渡権・公衆送信権（送信可能化権を含む）は株式会社総合医学社が保有します．
・JCOPY ＜（社）出版者著作権管理機構　委託出版物＞
本書の無断複写は著作権法上での例外を除き禁じられています．複写される場合は，そのつど事前に，（社）出版者著作権管理機構（電話 03-3513-6969，FAX 03-3513-6979，e-mail：info@jcopy.or.jp）の許諾を得てください．